Die wichtigsten Fragen zum Intervallfasten

BIBLIOGRAFISCHE INFORMATION DER DEUTSCHEN NATIONALBIBLIOTHEK
Die Deutsche Nationalbibliothek verzeichnet diese Publikation in der Deutschen Nationalbibliografie; detaillierte bibliografische Daten sind im Internet abrufbar: http://dnb.d-nb.de

2021 · Zweite Auflage

Redaktion: J. Christian Rainer
Umschlagfoto: © Yingko – stock.adobe.com
Design & Layout: Athesia-Tappeiner Verlag
Druck: Cierre Grafica, Caselle di Sommacampagna

ISBN 978-88-6839-472-1

www.athesia-tappeiner.com
buchverlag@athesia.it

FSC www.fsc.org MIX Papier aus verantwortungsvollen Quellen FSC® C041414

DR. MED. CHRISTIAN THUILE

DIE WICHTIGSTEN FRAGEN ZUM INTERVALLFASTEN

Alle Methoden und was Sie darüber wissen sollten

ATHESIA VERLAG

INHALT

WARUM DIESES BUCH?

Gesundheit, liebe Leserinnen und Leser, ist kein Optional, auf das man gegebenenfalls auch verzichten kann. Und sie ist erst recht keine Selbstverständlichkeit. Als Arzt weiß ich das nur zu gut, ich werde Tag für Tag daran erinnert, was passiert, wenn jemand plötzlich krank wird, wenn ihm das Lebensglück, die Lebensfreude und oft auch die Lebensgrundlage entzogen werden. Ich weiß, wie es ist, wenn der persönliche Aktionsradius auf ein Minimum begrenzt wird, wenn Einschränkungen, Schmerzen, Unsicherheit und vor allem Angst unseren Alltag beherrschen. Schon allein diese Erfahrung hat mich gelehrt, dass unsere Gesundheit das wertvollste Geschenk ist, das uns gemacht wurde und den Glücklichen unter uns jeden Tag aufs Neue erhalten bleibt. Deshalb ist es unsere Pflicht, auf dieses Geschenk achtzugeben, es liegt (auch) in unserer Verantwortung, darauf aufzupassen, es zu hegen und zu pflegen.

Sicher: Auch wenn wir noch so gesund leben, Risiken meiden und alles dafür tun, unseren Körper und unseren Geist gesund zu halten, ist das immer noch keine Garantie dafür, dass wir gesund, fit und lange leben. Wir erhöhen aber die Chance darauf. Und zwar signifikant. Deshalb gehört zur Verantwortung für unsere Gesundheit auch die Pflicht, uns für einen Lebensstil zu entscheiden, der unsere Gesundheit fördert, anstatt ihr zu schaden, der unseren Körper stärkt, anstatt ihn zu schwächen, der unseren Geist fit erhält, anstatt ihn mehr und mehr abstumpfen zu lassen.

Stellt sich natürlich die Frage: Wie sieht ein solcher Lebensstil aus? Was muss ich tun, was muss ich lassen, und worauf muss ich verzichten?

Bei der Antwort auf diese Fragen verlasse ich mich als Mediziner nicht auf Volks- und Binsenweisheiten, sondern auf die Wissenschaft. Ich verlasse mich auf Daten und Fakten, auf Erkenntnisse, die mit wissenschaftlichen, nachvollziehbaren und wiederholbaren Methoden gewonnen worden sind. Und mein Glück ist: Kaum ein wissenschaftliches Feld ist dermaßen intensiv beackert worden (und wird immer noch so intensiv beackert) wie das medizinische. Auch daran ersehen wir, welchen Stellenwert die Gesundheit in unserer Gesellschaft hat.

Seit jeher versucht der Mensch zu verstehen, wie er Krankheiten bestmöglich heilen kann. Und seit jeher versucht er auch zu verstehen, wie er Krankheiten vorbeugen kann. Das allein schon hat zu einem enormen Haufen an Wissen über unseren Körper und die Prozesse darin geführt. Auf diesem enormen Haufen an Wissen stehen wir heute, und darauf baut auch dieses Buch auf. Es baut auf dem Wissen auf, das wir schon seit Jahrzehnten über die heilende, vor allem aber präventive Wirkung von körperlicher Aktivität, von Bewegung und Sport haben. Es baut auf dem Wissen auf, das wir über die heilende und präventive Wirkung einer ausgewogenen, maßvollen Ernährung haben. Zu diesen beiden Säulen von Therapie und Prävention gibt es unzählige wissenschaftliche Bücher, Artikel und Studien, es gibt eine immense Datenlage, die wir uns zunutze machen, und auch die Empirie zeigt uns den Zusammenhang zwischen Bewegung, Ernährung und Gesundheit Tag für Tag deutlich auf.

Relativ neu ist dagegen die wissenschaftlich fundierte Erkenntnis, dass nicht nur Bewegung und Ernährung unstrittig positive Wirkungen auf unsere Gesundheit zeitigen, sondern auch längere Essenspausen, also ein mehr oder minder ausgedehntes Fasten. Dieser Erkenntnis – und zweifelsohne auch der gewichtsreduzierenden Wirkung des

Fastens – verdankt das Intervallfasten oder intermittierende Fasten seine Popularität. Es ist so etwas wie die Light-Version des Heilfastens, es ist überaus einfach zu verstehen und noch einfacher in der Handhabung, es braucht kaum Vorwissen und schon gar keine Vorbereitung. Auch deshalb sind die Erfolge in der Praxis beeindruckend, und auch deshalb ist das Thema wert, näher betrachtet zu werden.

Wenn wir demnach davon ausgehen, dass wir eine Verantwortung unserem Körper und unserer Gesundheit gegenüber haben (und davon bin ich, wie ich eingangs schon geschildert habe, überzeugt), dann ist es unsere Pflicht, uns die wissenschaftlichen Erkenntnisse zunutze zu machen, und zwar so breit wie möglich. Dieses Buch konzentriert sich daher nicht auf das Intervallfasten und schon gar nicht auf die Gewichtsreduktion durch Intervallfasten, die ein – zugegeben überaus erfreulicher – Nebeneffekt ist. Vielmehr konzentriert es sich auf die Vermittlung eines gesunden Lebensstils, der alle Erkenntnisse aus Therapie und Prävention zusammenfasst, eines gesunden Lebensstils also, der die Vorteile von ausreichend Bewegung und ausgewogener Ernährung mit jenen des intermittierenden Fastens verbindet.

Wenn Sie sich nun fragen, wie das gehen soll, dann halten Sie das richtige Buch in den Händen. Auf den folgenden Seiten zeige ich Ihnen, wie dieser gesunde Lebensstil aussieht, was Sie in der Praxis tun können und sollen, worauf Sie verzichten sollten, was Ihnen gut- und was Ihnen weniger guttut. Ich zeige Ihnen auch, welche Prozesse im Körper Sie durch Ihren Lebensstil anstoßen – im positiven wie im negativen Sinne. Eines muss ich Ihnen allerdings auch schon vorneweg sagen: Allein vom Lesen werden Sie nicht gesund. Und Sie bleiben es auch nicht. Dennoch öffnet Wissen über medizinische Zusammenhänge und gesundheitliche Auswirkungen bestimmter Handlungsweisen die Tür zu einem gesunderen, fitteren, genussvolleren und wohl auch längeren Leben.

Diese Tür öffnet dieses Buch, den Schritt hindurch zu machen, ist aber eine Entscheidung, die jeder selbst für sich treffen muss: überlegt, informiert, eingehend alle Vor- und Nachteile abwägend, dann aber konsequent.

Meine Hoffnung ist: Wir sehen uns auf der anderen Seite!

Dr. med. Christian Thuile

WARUM SOLLTE ICH ABNEHMEN?

Wir sind, was wir waren

Europa ist ein Kontinent der Dicken. Dass dies kein Vorurteil ist, sondern Realität, zeigt ein Blick auf die Daten: Mehr als jeder zweite erwachsene Europäer gilt mittlerweile als übergewichtig, fast jeder sechste gar als fettleibig. Selbst Kinder neigen immer öfter zu Übergewicht. Grundsätzlich ist dies, so kurios es auch klingen mag, eine gute Nachricht. Übergewicht ist schließlich ein sicht- und spürbares Zeichen von Wohlstand und Überfluss. Je höher also der Anteil der Übergewichtigen in einer Gesellschaft, desto höher ist tendenziell auch deren Lebensstandard. Die Ursache für diesen Zusammenhang liegt in der menschlichen Evolution. Über fast 100.000 Jahre Menschheitsgeschichte hat sich unser Körper zu einer bis ins letzte Detail ausgeklügelten Maschine zur effizienten Verwaltung des Mangels entwickelt. Weil üppige Mahlzeiten, weil ein Sich-satt-Essen für unsere Urahnen die Ausnahme waren, hat unser Körper Wege und Möglichkeiten der Lagerhaltung entwickelt. Wann immer wir also mehr Kalorien zu uns nehmen, als wir verbrauchen, werden die überschüssigen Kalorien in Fett umgewandelt, das in mageren Zeiten verbrannt werden kann. Wie gesagt: Ein ausgeklügelter Mechanismus, der dem Menschen in Zeiten des Darbens hilft, über die Runden zu kommen, der sich aber gegen uns richtet, wenn magere Zeiten dauerhaft ausbleiben. Dann legt der Körper Vorräte an, die er nie verwertet.

Wissen

☞ Übergewicht vs. Fettleibigkeit

Stimmt das Verhältnis von Körpergewicht und Körpergröße nicht zusammen, sagen wir gemeinhin, ein Mensch sei mager oder dick. In der Medizin spricht man bei „dicken" Menschen von Übergewicht oder Präadipositas, das noch zur Fettleibigkeit (Adipositas) gesteigert werden kann. Während Übergewicht ein aus medizinischer Sicht nicht wünschenswerter Zustand ist, ist die Fettleibigkeit eine chronische Krankheit. Die Lebensqualität fettleibiger Menschen ist stark eingeschränkt, das Risiko für eine Reihe von Krankheiten steigt signifikant, und auch sozial ist Fettleibigkeit aufgrund der Stigmatisierung der Betroffenen ein enormes Problem.

Eine dicke Fettschicht ist also nichts anderes als eine gut gefüllte Vorratskammer, die wir mit uns herumschleppen. Das Problem ist: Wir betreten die Vorratskammer nie, weil ständig Nahrung im Überfluss vorhanden ist und wir diesen Überfluss – auch evolutionär bedingt – nutzen wollen. Unsere Genetik ist nach wie vor auf Mangel gepolt, sodass uns unser Reptilienhirn suggeriert, so viele Vorräte wie nur irgendwie möglich einzulagern. Man weiß ja nie ... Das Ergebnis dieser evolutionären Prägung ist, dass in Zeiten des dauerhaften Überflusses unsere körperliche Vorratskammer wächst und wächst und irgendwann aus allen Nähten platzt. Im wahrsten Sinne des Wortes.

Sosehr also Übergewicht und sogar Fettleibigkeit evolutionstechnisch nicht nur erklärbar, sondern eine gute Nachricht sind, sosehr sträuben sich uns Medizinern angesichts des wachsenden Bauchumfangs unserer Gesellschaft die Nackenhaare. Aus medizinisch-gesundheitlicher

Sicht ist ein in der Gesellschaft immer weiter um sich greifendes Übergewicht schließlich eine Hiobsbotschaft. Eine dicke Fettschicht erschwert das Leben nicht nur (auch das im wahrsten Sinne des Wortes), sie verkürzt es auch. Unser Wohlstandsbauch ist nichts anderes als ein Killer.

Wie krank macht Übergewicht?

Lange Jahre glaubte man, ein bisschen Speck auf den Rippen sei durchaus gesund. Schließlich habe der Körper etwas, wovon er in Extremsituationen zehren könne. Heute kann man diese verharmlosende Sicht von Übergewicht, vor allem aber von Fettleibigkeit getrost auf den Müllhaufen der Medizingeschichte werfen, denn neuere Studien deuten alle eindeutig in dieselbe Richtung: Übergewicht schadet. Und wie. Wenn wir beim Bild des Killers bleiben wollen: Der Strafauszug unseres Übeltäters namens Übergewicht ist ellenlang, weshalb wir uns nur die wichtigsten Verbrechen herauspicken.

Wissen

☞ **Bin ich zu dick?**

Die Frage, ob ich zu dick bin, kann ich im Grunde nur selbst beantworten, ist sie doch eine sehr subjektive. Trotzdem gibt es Versuche, Übergewicht objektiv zu messen.

- Die wichtigste Maßeinheit ist der **Body-Mass-Index (BMI)**, der das Körpergewicht ins Verhältnis zur Körpergröße setzt. Den BMI erhält man, wenn man das Körpergewicht in Kilogramm durch die Körpergröße (in Metern) zum Quadrat teilt. Ist jemand demnach

1,80 Meter groß und 80 Kilogramm schwer, weist er einen BMI von 24,7 auf. Damit zählt unser Mustermann gerade noch zu den Normalgewichtigen. Unter diese reiht die Weltgesundheitsorganisation WHO all jene, die einen BMI von 18,5 bis 24,9 aufweisen. Zwischen 25 und 29,9 spricht man von Übergewicht, bei einem BMI über 30 von Fettleibigkeit.

▸ Zwei Messungen mit einem Maßband und eine einfache Rechnung sind notwendig, um das **Taille-Hüft-Verhältnis (THV)** zu bestimmen. Die Taille wird auf der Höhe des Bauchnabels gemessen, den Hüftumfang nimmt man dort ab, wo der Po am breitesten ist. Aus der einfachen Formel Taillenumfang geteilt durch Hüftumfang, ergibt sich das THV, das bei Frauen kleiner oder gleich 0,85, bei Männern kleiner gleich 1,0 sein sollte.

▸ Eine dritte, sehr einfache Möglichkeit, Übergewicht zu messen, ist die Messung des **Bauchumfangs**. Bei Frauen sollte der Umfang gemessen an der Taille nicht mehr als 88 Zentimeter betragen, bei Männern sollte er 102 Zentimeter nicht überschreiten.

Klar ist: Weder der BMI noch das THV oder der Bauchumfang sind das Amen im Gebet. Weist jemand etwa viel Muskelmasse auf, steigen die Maße an, von Übergewicht kann aber keine Rede sein. Auch werden Faktoren wie etwa das Alter völlig außer Acht gelassen. Trotzdem sind alle drei Maße Indikatoren, die uns helfen, das eigene Gewicht einigermaßen richtig einzuordnen.

▸ **Rücken- und Gelenkschmerzen** sind zum gesellschaftlichen Problem geworden. Der Zusammenhang ist dabei augenscheinlich: Ein schwerer Körper belastet Rücken und Gelenke sehr viel mehr als ein leichter, Abnutzungserscheinungen und Arthrose sind die Folgen.

- Das Risiko von **Herz-Kreislauf-Erkrankungen** steigt mit dem Gewicht. Übergewichtige Menschen leiden sehr viel häufiger an Bluthochdruck, dieser lässt die Gefäße schneller altern und verkürzt dadurch unsere Lebenszeit. Eine Verkalkung der Blutgefäße erhöht zudem das Risiko, einen **Herzinfarkt** oder einen **Schlaganfall** zu erleiden – häufig ein Todesurteil. Neueste Langzeitstudien – etwa eine der Universität Glasgow mit knapp 300.000 Menschen, deren erste Ergebnisse kürzlich im „European Heart Journal" veröffentlicht wurden – unterstreichen diesen Zusammenhang deutlich. Demnach haben Menschen mit einem BMI zwischen 22 und 23, Normalgewichtige also, das geringste Risiko einer Herz-Kreislauf-Erkrankung. Dieses steigt danach linear mit dem BMI. Schon bei einem BMI von 27 bis 28 liegt das Erkrankungsrisiko um rund 13 Prozent höher. Was die Studie auch bestätigt, ist die Gefahr, die insbesondere von Bauchfett, von klassischen Speckröllchen also, ausgeht. Ein Taillenumfang von 74 Zentimetern (Frauen) bzw. 83 Zentimetern (Männer) ist laut der Glasgow-Studie in Sachen Herz-Kreislauf-Gesundheit ideal, darüber steigt das Risiko einer Erkrankung mit rund einem Prozent pro Zentimeter. Medizinisch ist der Zusammenhang zwischen Bauchfett und Herz-Kreislauf-Erkrankungen bereits erforscht. Bauchfett setzt im Vergleich zu direkt unter der Haut sitzendem Fett sehr viel mehr Stoffe frei, die Entzündungen fördern und damit die Blutgefäße nachhaltig schädigen.
- Schon klassisch ist der Zusammenhang zwischen Übergewicht und **Diabetes,** vor allem Diabetes Typ 2. So zeigt die Statistik, dass neun von zehn Menschen, die an Diabetes Typ 2 erkranken, fettleibig sind. Oder anders: Frauen mit einem BMI von 30 haben ein zwanzigfach höheres Risiko, an Diabetes zu erkranken. Bei Männern ist dieser

Zusammenhang nicht ganz so stark ausgeprägt, trotzdem aber eindeutig. Wie aber hängen Übergewicht und Diabetes zusammen? Das ist gar nicht so einfach zu erklären, der Schlüssel zum Verständnis liegt aber im Hormon Insulin. Dieses wird in der Bauchspeicheldrüse produziert und ist dafür zuständig, dass Zucker aus dem Blut in die Zellen gelangen kann, denen er als Treibstoff dient. So wird zugleich Zucker im Blut abgebaut, der Blutzuckerspiegel sinkt. Essen wir zu viel, vor allem zu viel Süßes, gelangt so viel Zucker in unser Blut, dass die Zuckertanks in den Zellen überzulaufen drohen. Die Zellen schotten sich deshalb vor einer weiteren Zuckeraufnahme ab und verschließen ihre Tanks. Auch wenn das Insulin also am Tankstopfen rüttelt, um weiteren Zucker in den Tank zu füllen, bleibt dieser verschlossen. Oder medizinisch ausgedrückt: Die Zellen werden insulinresistent. Das Problem ist nun, dass die Bauchspeicheldrüse ein falsches Bild der Lage bekommt. Für sie bedeutet ein Zuviel an Zucker im Blut, dass zu wenig Insulin ausgeschüttet wurde. Die Produktion des Hormons wird deshalb angekurbelt, die Bauchspeicheldrüse ist im Stress. Irgendwann hält das Organ diesem Stress nicht mehr stand, die Insulinproduktion erlahmt, der Blutzuckerspiegel wird nicht mehr abgebaut, Diabetes ist die Folge.

▸ Weniger bekannt, allerdings nicht weniger beunruhigend, ist der Zusammenhang zwischen Übergewicht und **Krebs.** Neuesten medizinischen Studien zufolge steigt mit Übergewicht und Fettleibigkeit das Risiko, etwa an Nieren-, Darm- oder Brustkrebs zu erkranken. Auch dafür macht man in erster Linie den durch die Fettreserven beeinflussten Insulinspiegel verantwortlich, aber auch ein Übermaß an im Körper verfügbarer Energie. Diese befeuert das Zellwachstum, in manchen Fällen leider über das normale Maß hinaus. Und Krebs ist schließlich nichts anderes als ein übermäßiger, ungebremster Zuwachs an Zellen.

Warum soll ich mich mit einer Diät quälen?

Die medizinische Argumentation, gegen Übergewicht und Fettleibigkeit anzukämpfen, ist ohne jeden Zweifel stichhaltig. Wer seine Chance auf ein langes, möglichst gesundes Leben erhöhen oder doch zumindest erhalten möchte, sollte auf seine Linie achten. Und zwar mit Argusaugen. Zugleich ist mir klar, dass es in den allermeisten Fällen sehr schwer ist, jemanden mit gesundheitlichen Argumenten zu einer Diät, zu einer grundlegenden, tiefgreifenden, mitunter schmerzhaften Änderung seines Lebensstils zu bewegen. Sehr viel überzeugender wirkt für viele der Blick in den Spiegel. Wer einmal anfängt, seinem nackten Spiegelbild den Rücken zuzukehren, hat das Problem zumindest erkannt. Für einmal ist unser ästhetisches Empfinden also im Einklang mit dem medizinischen Soll: Schlanke Menschen sind nicht nur das gängige Schönheitsideal, sie sind auch tendenziell gesünder, sie werden älter und bleiben fitter.

Stichwort

☞ **Schönheit**

Schönheit mag im Auge des Betrachters liegen, trotzdem gibt es erstaunliche Übereinstimmungen, wenn man Versuchspersonen fragt, wen sie als schön empfinden und wen weniger. Bei der Beurteilung des Körperbaus hängt dabei viel vom Verhältnis zwischen Taille und Hüfte ab. So hat man bei einer Versuchsreihe an der Universität von Texas herausgefunden, dass Männer als besonders schön gelten, wenn das Verhältnis von Taille zu Hüfte 0,9 beträgt, bei Frauen sollte das Ergebnis 0,7 sein – das Marilyn-Monroe-Maß.

Aus ärztlicher Sicht beeindruckend ist, dass diese Schönheitswerte fast punktgenau mit den medizinischen übereinstimmen, gilt doch ein Verhältnis zwischen 0,67 und 0,8 bei Frauen und zwischen 0,85 und 0,95 bei Männern als gesund. Evolutionär betrachtet ergibt die Übereinstimmung zwischen „gesund" und „schön" durchaus Sinn: Schließlich steigt die Chance, unser Erbgut erfolgreich weiterzugeben, mit der Gesundheit seiner Träger. Schönheit mag also wirklich im Auge des Betrachters liegen. Dieses Auge ist aber jenes der Evolution.

Warum tun sich viele Menschen aber dennoch so schwer, sich für eine Diät zu motivieren? Warum scheitern Jahr für Jahr Millionen Menschen daran, eine einmal begonnene Diät durchzuziehen? Ist es wirklich nicht genug zu wissen, dass uns eine erfolgreiche Diät schöner, gesünder und bis ins Alter fitter macht? Nein, ganz offensichtlich nicht. Diäten basieren schließlich stets auf zwei Prinzipien, die uns schon beim Lesen einen Schauer über den Rücken jagen: Disziplin und Verzicht. Es gibt keine Du-darfst-alles-Diät, es gibt keine Wen-kümmert's-Diät. Egal, ob Trennkost, Friss-die-Hälfte, Formuladiät oder „low carb", egal, ob No-sugar, Paläodiät, Intervallfasten oder Weight Watchers: Alle Diäten setzen auf die Entscheidung, bestimmte Nahrungsmittelgruppen gegenüber anderen zu bevorzugen, auf manche ganz zu verzichten und in jedem Fall maßvoll zu essen und zu trinken. Sich also im Griff zu haben.

Vor Beginn einer Diät muss man sich demnach im Klaren darüber sein, dass der größte Feind bei der Umsetzung nicht das Knurren im Magen ist, sondern die Stimme im Kopf. Jene Stimme, mit der wir uns selbst fragen, warum wir uns das alles antun, warum wir uns quälen müssen, warum wir nicht einfach so leben können, wie es uns am besten gefällt. Diese Stimme gilt es, zum Verstummen zu bringen, und zwar nachhaltig. Und wie geht das?

1. Behalten Sie die gesundheitlichen Risiken im Kopf, die sich aus einem Abbruch der Diät bzw. aus dem Übergewicht ergeben! Krebs, Schlaganfall, Herzinfarkt, Bluthochdruck. Klingt doch alles nicht besonders appetitlich, oder?
2. Trauen Sie sich, Ihrem nackten Spiegelbild in die Augen zu schauen! Oder besser: auf die Hüften. Der Vorher-nachher-Vergleich beflügelt, jede Speckrolle, die verschwindet, ist ein Ansporn, am eingeschlagenen Weg festzuhalten, jeder Muskel, der sich unter der Haut abzeichnet, eine Mahnung, jetzt ja nicht lockerzulassen.
3. Machen Sie das Wiegen zum Ritual! Das Wochenende oder den Sonntag damit zu beginnen, auf die Waage zu steigen und schwarz auf weiß feststellen zu können, dass sich Disziplin auszahlt – das sind die Belohnungen, nach denen wir streben (sollten).
4. Packen Sie hin und wieder einen Rucksack! Wer diesen mit genau so viel Gewicht füllt, wie er seit Beginn der Diät abgenommen hat, merkt augenblicklich, wie sein Körper entlastet wird, wie viel weniger er zu tragen hat, wie viel weniger man ins Schwitzen kommt, wie viel leichter alles fällt.
5. Belohnen Sie sich ab und zu mit einem Jokertag, einem Alles-ist-möglich-Tag! Ich weiß, dass solche Tage dem Abnehmerfolg kurzfristig schaden, langfristig senken Sie aber die Gier nach allem, wovon man die Hände lassen sollte. Sie wissen ja: der Reiz des Verbotenen ...

Wie auch immer Sie sich motivieren: Es lohnt sich! Die Vorteile einer Diät wiegen die Anstrengungen des Verzichts mehr als nur auf. Menschen, die ihren Lebensstil erfolgreich umstellen, gehen aus dieser Umstellung gesünder hervor, sie gehen daraus attraktiver und fitter hervor und daher ausgeglichener, selbstbewusster, gefestigter und – warum nicht? – auch glücklicher. Deshalb ist die im Titel gestellte Frage, warum wir uns überhaupt mit einer Diät quälen sollten, grundsätzlich die falsche. Die Frage müsste eigentlich lauten: Warum quälen wir uns und unseren Körper, indem wir keine Diät machen?

In aller Kürze

- Mehr als 50 Prozent aller erwachsenen Europäer ist übergewichtig, über 15 Prozent gelten als fettleibig. Diese Prozentsätze sind auf den Überfluss zurückzuführen, auf ständig verfügbare und daher auch ständig konsumierte Nahrung.
- Auf den Nahrungsüberfluss ist der menschliche Körper nicht ausgelegt, er legt – in seiner evolutionären Erinnerung darauf geprägt, Phasen des Mangels zu überstehen – immer noch Fettdepots an. Wir schleppen also gut gefüllte Vorratskammern mit uns herum, die wir nie betreten.
- Ein Wohlstandsbauch ist ein Killer. Übergewicht belastet den Rücken, verschleißt die Gelenke und erhöht das Risiko von Bluthochdruck, Diabetes und Herz-Kreislauf-Erkrankungen signifikant. Auch Schlaganfälle und Herzinfarkte treffen Übergewichtige öfter. Neueste medizinische Studien belegen sogar einen Zusammenhang zwischen Übergewicht und einigen Krebsarten.
- Wie messen wir Übergewicht? Wichtigste Maßeinheit ist der Body-Mass-Index (BMI), der das Körpergewicht ins Verhältnis zur Körpergröße setzt. Den BMI erhält man, wenn man das Körpergewicht in Kilo-

gramm durch die Körpergröße (in Metern) zum Quadrat teilt. Ist der BMI höher als 25, gilt man als übergewichtig.

- Alle Diäten beruhen auf den Prinzipien Disziplin und Verzicht.

Warum sollte ich also eine Diät beginnen? Einigen genügt als Antwort der Blick in den Spiegel, andere lassen sich von gesundheitlichen Argumenten überzeugen. Wenn wir aber davon ausgehen, dass uns eine erfolgreiche Diät gesünder, attraktiver, fitter, selbstbewusster und glücklicher macht, müsste die Frage dann nicht lauten: Warum sollte ich keine Diät machen?

WAS IST EINE DIÄT?

Diät: Was versteht man darunter?

„Krankenkost, medizinisch begründete Ernährung zur Therapie oder Vorbeugung von Erkrankungen" – zugegeben: Was das Lexikon der Biologie zum Begriff „Diät" schreibt, ist nicht gerade sexy. Oder anders: Wer einen Motivationsschub braucht, um eine Diät zu beginnen, sollte das Lexikon der Biologie erst gar nicht aufschlagen. Das mag damit zu tun haben, dass die medizinisch-biologische Fachwelt – und zu dieser zähle ich auch das Lexikon – unter dem Begriff etwas anderes versteht als die Allgemeinheit. Erstere spricht von Diät, wenn es um eine aus medizinischen Gesichtspunkten notwendige Ernährungsweise geht, Letztere, wenn sie Pfunde loswerden will und deshalb ihre Ernährungsgewohnheiten umstellt. Beide Definitionen zielen also allein auf die Ernährung. Und beide greifen deshalb aus meiner Sicht zu kurz.

Um dies zu erklären, um zu erklären, was „Diät" in meinen Augen bedeutet, bitte ich Sie, mich auf eine kurze Zeitreise in die griechische Antike zu begleiten. Auf dieser Reise treffen wir Hippokrates von Kos, den Begründer der modernen Vorstellung von Medizin. Er ist um 400 v. Chr. einer der Ersten, der Gesundheit nicht als allein gottgegeben versteht. Für den antiken Mediziner und Philosophen kann der Mensch die Gesundheit – seine eigene und jene anderer – beeinflussen, sie durch Balance, Harmonie und Stabilität stärken. Vor Hippokrates hieß gesund zu sein, in der Gunst der Götter zu stehen. Nach ihm hieß es, selbst Verantwortung zu übernehmen und seinen Lebensstil entsprechend auszurichten. Einen verantwortungsvollen, gesunden Lebensstil nannte Hippokrates „dìaita“. Die hippokratische Vorstellung von „dìaita“, von Diät, ging also weit über die Ernährung, weit über das Essen und Trinken hinaus und umfasste alle Bereiche des Lebens, die einen Einfluss auf den Körper haben: von der Arbeit über Erholung und Sport bis hin zu Körperpflege, Schlaf und Sexualität.

Ein solches Verständnis kommt meiner Auffassung von Diät sehr viel näher als moderne Definitionsversuche. Ich bin überzeugt, dass „eine Diät machen“, sprich abnehmen, seinen Körper in Form bringen und in Form halten zu wollen, nicht allein auf die Ernährung beschränkt bleiben darf, sondern eine nachhaltige Änderung des Lebensstils bedeutet. Der Begriff „nachhaltig“ ist – wenn heute auch inflationär gebraucht – hier in seiner ursprünglichen Bedeutung von „dauerhaft“ zu lesen. Auch wenn viele Diäten, vor allem Trenddiäten mit Slogans wie „In 14 Tagen schlank“ oder „In vier Wochen zur Traumfigur“ werben, muss man sich bewusst sein, dass eine Diät, die nicht nur für eine kurzfristige Gewichtsabnahme sorgen soll, zwar einen klar definierten Anfang, aber kein Ende hat. Sich für eine Diät zu entschließen, ist eine Lebensentscheidung und nur dann sinnvoll, erfolgreich und vor allem gesund, wenn sie zu einer dauerhaften Änderung des Lebensstils führt. Ist man dazu nicht bereit, sollte man den Gedanken an eine Diät schnellstmöglich wieder verwerfen.

In dieser Optik gibt es also einen himmelweiten Unterschied zwischen Diät und Abnehmenwollen. Wer nur darauf zielt, kurzfristig ein paar Kilos zu verlieren, dem genügt eine „Diät“, wie sie Frauen-, Fitness- und Lifestyle-Zeitschriften zuhauf anbieten, meist Radikaldiäten, die auf den schnellen Erfolg zielen. Und das heißt: möglichst schnell möglichst viel an Gewicht zu verlieren. Das Gewicht, das man bei solchen

Radikaldiäten verliert, ist allerdings oft nur Wasser, das schnell wieder eingelagert wird, wenn man die Diät beendet, oder auch Muskelmasse, was dem eigentlichen Ziel einer Diät widerspricht. Abzunehmen ist also nicht das Ziel, sondern nur der erste Schritt. Wenn man nicht nur kurzzeitig Gewicht verlieren, sondern dauerhaft gesünder leben möchte, müssen ganz ohne Zweifel weitere Schritte folgen.

Abnehmen? Alles eine Frage der Mathematik

Obwohl das hippokratische meinem Verständnis von Diät deutlich näher kommt als das heute so oft gebräuchliche, eignet sich Hippokrates doch nur bedingt als moderne medizinische Referenz. Schließlich ist der Mann seit fast 2400 Jahren tot. Deshalb machen wir zunächst noch einmal einen Schritt zurück und konzentrieren uns weniger auf das hippokratische, das umfassende Konzept der „Diät" als vielmehr auf jenes des Abnehmens, also auf das, was ich vorhin den ersten Schritt genannt hatte.

Abnehmen ist in seiner Grundbedeutung zuallererst keine Frage der Philosophie, der Medizin, der Biologie oder der Ernährungswissenschaft, sondern eine Frage der Mathematik:

Abnehmen = Kalorienverbrauch > Kalorienaufnahme

Man nimmt also ab, wenn der Kalorienverbrauch größer ist als die Kalorienaufnahme. Dieser einfache Zusammenhang wird noch klarer, wenn man sich vor Augen hält, was „Kalorien" eigentlich sind. Heute ist der Begriff schließlich derart eng an die Ernährung geknüpft, dass so manch einer glaubt, man messe damit die Qualität eines Nahrungsmittels. Dabei ist die Kalorie nichts anderes als eine – mittlerweile veraltete – Maßeinheit der Energie.

Stichwort

☞ **Kalorie**

Der Begriff „Kalorie" stammt – wie so vieles in der Wissenschaft – aus dem Lateinischen. Das Wort „calor" steht darin für Wärme. Dieser Zusammenhang kommt nicht von ungefähr, hat man früher doch Energie (und hier vor allem Wärme) in der Maßeinheit „Kalorie" (kurz: cal) gemessen. Eine Kalorie ist demnach die Menge an Wärme, die man braucht, um unter klar festgelegten Bedingungen ein Gramm Wasser um ein Grad Celsius zu erwärmen. Schon kurz nach dem Zweiten Weltkrieg wurde die Kalorie als Energie-Maßeinheit von Joule abgelöst, wobei – grob gerechnet – eine Kalorie 4,2 Joule entspricht. Während diese Umstellung in den allermeisten Bereichen schnell gegriffen hat, hat die Kalorie als Maßeinheit für den Brennwert von Lebensmitteln, also für die darin gespeicherte Energie bis heute überlebt. So finden wir auf Lebensmittelverpackungen stets zwei Angaben: die Energiemenge pro 100 Gramm in Kilojoule (kJ) sowie in Kilokalorien (kcal).

In unserer Formel geht es also um das Verhältnis zwischen Energieverbrauch und Energiezufuhr, was mit der Ernährung insofern zusammenhängt, als dass wir unserem Körper durch das Essen und Trinken Energie zuführen, vor allem in Form von Eiweißen, Fetten und Kohlenhydraten. Nun sind allerdings Energieverbrauch und Energiezufuhr, also etwa Bewegung und Essen, schwer vereinbar. Oder haben Sie schon einmal versucht, beim Joggen pausenlos zu kauen oder während eines Tennismatchs zu trinken, ohne je abzusetzen? Weil unser Körper dieses Dilemma kennt, ist er imstande, Energie zu speichern, und zwar kurz- und langfristig. Kurzfristig legt er mithilfe des Zuckers

Glykogen einen Energiespeicher in der Leber an, langfristig wirken Fettpolster als eiserne Energiereserve. Auf diese Reserve wird selbstverständlich nur dann zugegriffen, wenn der Energiespeicher in der Leber geleert ist. Ist dies der Fall, dann blinkt zwar keine Warnleuchte, und es erklingt auch kein Alarmsignal, dafür knurrt unser Magen. Wir haben Hunger. Geben wir diesem Gefühl sofort nach, werden die Speicher in der Leber wieder aufgefüllt, die Fettpolster bleiben unangetastet.

Stichwort

☞ **Magenknurren**

Wir alle kennen die Situation: In einem Meeting knurrt plötzlich der Magen. Laut. Peinliche Stille, alle Augen sind auf uns gerichtet, wir laufen rot an und können doch nichts gegen die Magengeräusche tun. Dabei müssten wir uns für das Knurren des Magens eigentlich gar nicht schämen, ist es doch ein ganz natürliches Geräusch. Um es erklären zu können, müssen wir unserem Magen bei der Arbeit zusehen. Die besteht nämlich (auch) darin, sich ständig zu bewegen, sich auszuweiten und zusammenzuziehen und so dafür zu sorgen, dass der Speisebrei gut durchmischt und – einmal vorverdaut – in den Darm transportiert wird. Solange der Magen gut gefüllt ist, erzeugen diese Bewegungen keine Töne, kommt aber länger kein Speisebrei nach, wälzt der Magen nur noch Luft um, die dadurch ins Schwingen gerät. Der Magen wird so zum Klangkörper, das laute Knurren ist die Folge. Dass der Magen nur knurrt, wenn wir Hunger haben, wird aus diesem Zusammenhang auch klar: Magenknurren = leerer Magen = Hunger. Übrigens sollten Sie bei peinlichem Magenknurren alles tun, nur nicht ans Essen denken. Tun Sie das nämlich, kommt beim Magen Vorfreude auf, er bewegt sich noch stärker als sonst. Und da ist es dann wieder, das laute Knurren.

Diese Beschreibung unseres körpereigenen Energiehaushalts ist natürlich vereinfacht. In der Realität laufen sehr viel komplexere Mechanismen ab, die selbst für uns Mediziner nicht immer leicht zu verstehen sind. Zum Glück müssen Sie allerdings kein Mediziner sein, wenn Sie nur Ihren Fettpölsterchen zu Leibe rücken wollen. Dann hilft es zwar, die physiologischen Zusammenhänge in groben Zügen zu kennen, ansonsten genügt aber unsere Abnehmformel weiter oben. Sie zeigt uns das Wesentliche, und das wäre: Um Pfunde zu verlieren, können wir zwei Variablen beeinflussen. Entweder wir drehen am Kalorienverbrauch oder an der Kalorienaufnahme.

Wenden wir uns zuerst kurz dem Drehen an der Kalorienaufnahme zu. Kurz deshalb, weil der Großteil des restlichen Buches diesem Thema gewidmet ist, ich mich hier also auf die Grundzüge beschränken kann. Wie wir bereits gesehen haben, funktioniert das Abnehmen nur, wenn der Körper mehr Energie verbraucht, als ihm zugeführt wird. Nur dann greift er auf seine Reserven zurück, nur dann werden Fettpolster abgebaut, nur dann verliert man Gewicht. Um noch einmal ein Bild aus dem ersten Kapitel zu bemühen: Nur wenn wir in der Küche nicht mehr genug Nahrung finden, plündern wir die Vorratskammer. Die Überlegung, die dahintersteckt, ist eine einfache: Wer die Energieaufnahme drosselt, zwingt den Körper in eine dauerhafte Energieschuld. Der Körper lebt dann von der Substanz. Es ist dieses Prinzip des Mangels, nach dem alle Diäten funktionieren, egal, wie sie aufgebaut sind oder heißen.

Kommen Sie in Bewegung!

Dem Prinzip des Mangels folgt natürlich auch das Drehen an der zweiten Stellschraube: am Kalorienverbrauch. Schließlich kann man eine Mangelsituation auch dadurch herbeiführen, dass der Energieverbrauch über die Energiezufuhr gehoben wird. In den allermeisten Fällen bedeutet dies: mehr Bewegung. Wer seinen Körper anstrengt, verbraucht Energie. Und wir wissen: Wenn die Energie in unseren Kurzzeitspeichern zu Ende geht, greift der Körper auf die Reserven zurück. Mir ist wichtig, in diesem Zusammenhang noch einen zweiten Vorteil von mehr Bewegung, mehr Sport im Zuge des Abnehmens zu nennen, der meist unter dem Radar fliegt. Wer abnimmt, verliert nicht nur Fett, sondern baut auch Muskelmasse ab. Schließlich versteht der Körper auch die Muskeln als Reserve, an die er geht, wenn der Energienachschub von außen gedrosselt wird. Pi mal Daumen setzt sich der Gewichtsverlust im Zuge einer Diät aus zwei Drittel Fett und einem Drittel Muskelmasse zusammen, wenn, ja wenn man nicht für einen Ausgleich sorgt. Und dieser Ausgleich heißt Bewegung und Sport. Sicher: Der Erfolg auf der Waage fällt nicht mehr ganz so spektakulär aus, wenn der Verlust an Muskelmasse durch einen gezielten Muskelaufbau vermindert wird oder gar gänzlich wegfällt. Trotzdem wird der Diäterfolg nachhaltiger, weil das Muskel-Fett-Verhältnis deutlich zugunsten der Muskelmasse verschoben wird.

Stichwort

☞ **Bewegung**

Bewegung ist dann gesundheitlich relevant, wenn wir sie selbst ausführen. Das mag auf den ersten Blick kurios klingen, aber denken Sie an eine Fahrt im Auto: Bei dieser bewegen wir uns auch, allerdings ganz ohne körperlich aktiv zu sein. Körperliche Aktivität erfordert also eine Bewegung der Skelettmuskulatur. Und weil sich diese nicht wie durch Zauberhand bewegt, müssen wir sie mit Energie versorgen. Durch Bewegung verbrauchen wir also Energie, und zwar ganz egal, woraus diese Bewegung besteht. Boden wischen, einkaufen gehen, in den Keller laufen, einen Teig anrühren, Sport betreiben – alles Bewegung, alles Energieverbrauch. Das Dumme ist nur: Gerade moderne Arbeitsplätze, solche am Computer beispielsweise, erfordern nur noch ein Minimum an Bewegungsaufwand, was wiederum eine ganze Menge Gesundheitsrisiken birgt. Erstes Ziel beinahe jeder Vorbeugungskampagne ist deshalb, die Menschen zu mehr Bewegung anzuregen.

Die Erkenntnis, dass es zwei Stellschrauben gibt, an denen wir drehen können, führt uns wieder zurück zu Hippokrates, dessen „dìaita“ eben nicht nur die Kalorienaufnahme vor Augen hatte, sondern eine Balance zwischen Aufnahme und Verbrauch, zwischen Ernährung, Bewegung und Sport. Wenn Sie also beschließen, den weitreichenden Schritt zu machen, eine Diät zu beginnen, denken Sie nicht nur an die Kalorienaufnahme und damit an den ersten Schritt, sondern setzen Sie auch den zweiten. Im wahrsten Sinne des Wortes. Denken Sie also auch an den Energieverbrauch, und verbinden Sie Ihre Ernährungsumstellung mit mehr Bewegung! Das heißt nicht zwangsläufig, dass

Sie joggen oder ins Fitnessstudio gehen müssen, auch im Alltag können Sie mit ein paar leichten Korrekturen dafür sorgen, dass sie sich den von Gesundheitsexperten weltweit empfohlenen 10.000 Schritten täglich nähern.

- Schaffen Sie sich einen Schrittzähler an, oder aktivieren Sie die entsprechende Funktion Ihres Smartphones. Nichts motiviert mehr, als Erfolg konkret messen zu können.
- Den Weg zur Arbeit muss man nicht mit dem Auto zurücklegen, vielleicht kann man auch das Fahrrad nutzen oder zu Fuß gehen. Wenn es dafür zu weit ist und Sie mit dem Bus fahren, steigen Sie einfach eine oder auch zwei Haltestellen früher aus. So lüften Sie zudem noch einmal das Hirn durch, bevor es zur Arbeit geht.
- Auch tägliche Erledigungen lassen sich oft besser, in jedem Fall aber gesünder (und umweltfreundlicher) zu Fuß oder mit dem Fahrrad abwickeln. Wenn Sie also nicht gerade Getränkekisten zu schleppen haben, gehen Sie doch einfach einkaufen. Im wahrsten Sinne des Wortes.
- Nehmen Sie die Treppen anstatt des Aufzugs. Gerade das Treppensteigen treibt den Puls in die Höhe und sorgt dafür, dass der gesamte Kreislauf angekurbelt wird.
- Warum rufen Sie den Kollegen im Büro nebenan eigentlich an, anstatt persönlich vorbeizuschauen? Das sorgt nicht nur für eine bessere betriebsinterne Kommunikation, sondern auch für ein bisschen Auslauf. Und wenn es doch das Telefon sein muss, gehen Sie beim Telefonieren auf und ab. Schließlich ist jede Bewegung besser als keine.
- Nutzen Sie eine Pause oder den Feierabend, um einen Spaziergang zu machen oder joggen zu gehen. Und sorgen Sie dafür, dass dies zur

Gewohnheit wird, dass es in die tägliche Routine eingebaut wird und es Ihnen fehlt, wenn Sie einmal nicht an die frische Luft kommen.

Dass Bewegung hilft, unseren Körper fit und gesund zu halten, ist eine Binsenweisheit, auch wenn kaum jemand außerhalb der Medizin sich wirklich mit dem Zusammenhang zwischen Bewegung und Gesundheit auseinandersetzt. Alle kennen demnach die Wirkung, aber nur wenige die Ursache. Werfen wir deshalb einen kurzen Blick auf diese Kausalbeziehung und klären die Grundlagen: Sich zu bewegen, körperlich aktiv zu sein, signalisiert unserem Organismus, dass er gebraucht wird, dass er in die Gänge kommen muss, dass er Leistung bringen muss und sich nicht frühzeitig zur Ruhe setzen kann. Je mehr wir uns bewegen, desto leistungsfähiger muss unser Organismus werden, sein und bleiben. Wird er dagegen nicht oder zu wenig beansprucht, wird der Organismus faul, nachlässig und deshalb anfälliger für Krankheiten und Fehlfunktionen.

Ein genauerer Blick zeigt, wie vielfältig sich Bewegung auf unseren Körper auswirkt:

- Sind wir körperlich aktiv, beanspruchen wir unsere **Muskeln.** Und diese wachsen mit ihren Aufgaben. Eine kräftige Muskulatur stützt unseren Körper, Gelenke, Sehnen, Bänder und Knochen werden entlastet. Sie verschleißen weniger, bleiben länger intakt und bereiten uns keine Probleme.
- Aus eigener Erfahrung wissen wir auch, dass Bewegung dem **Herz-Kreislauf-System** Beine macht. Bei körperlichen Anstrengungen steigt der Puls, was nichts anderes heißt, als dass das Herz schneller schlägt. Bei größter Anstrengung treiben wir den Herzschlag von 60 bis

80 Schlägen in der Minute auch schon mal auf 180 oder 200 hoch. Das ist Training für die Herzmuskulatur und hält die Blutgefäße elastisch (also jung). Zugleich wächst auch das sogenannte Schlagvolumen, die Menge Blut also, die pro Herzschlag durch den Körper gepumpt wird. Weil das Blut Sauerstoff zu den Zellen, in diesem Fall vor allem zu den Muskelzellen, transportiert, werden diese besser, schneller und ausreichender versorgt.

▸ Auch die **Atmung** profitiert von Bewegung. Weil wir bei körperlicher Belastung die Atemfrequenz steigern, wird die Atemmuskulatur trainiert, weshalb auf Dauer auch das Atemzugvolumen steigt, also die Menge Luft, die wir pro Atemzug einzuatmen imstande sind. Je mehr Luft wir wiederum in den Körper pumpen, desto mehr Sauerstoff gelangt in unseren Körper und desto mehr Kohlendioxid können wir abgeben.

▸ Bewegung kurbelt auch unseren **Zucker- und Fettstoffwechsel** an, weil der Körper – wie wir bereits gehört haben – Energie braucht, um in Bewegung zu bleiben. Und diese Energie stammt aus der Verbrennung von Blutzucker (kurzfristig) sowie von Fettdepots (langfristig).

▸ Wer moderat Sport betreibt, tut auch seinem **Immunsystem** Gutes, indem er seinen Adrenalinspiegel in die Höhe schraubt. Adrenalin fördert nämlich die Bildung sogenannter natürlicher Killerzellen, die den Körper vor Erkrankungen schützen.

▸ Bewegung macht übrigens nicht nur körperlich fit, sondern auch geistig, wirkt sie sich doch positiv auf unsere **Gehirnfunktionen** aus. Das liegt zum einen an der besseren Durchblutung, zum anderen beobachten Mediziner bei Menschen, die sich viel bewegen, auch eine Verlangsamung von neurodegenerativen Prozessen, sprich, unser Gehirn baut seine Leistungsfähigkeit langsamer ab, es bleibt länger jung.

Woran dies liegt, ist noch nicht restlos erforscht, wir nehmen aber allein schon den beobachteten Zusammenhang als gute Nachricht. Und als weiteren Anreiz dafür, uns mehr zu bewegen.

▸ Selbst auf unsere **Psyche** hat Bewegung einen positiven Einfluss. Das Stresshormon Cortisol wird bei körperlicher Aktivität besser abgebaut, Glückshormone, etwa Endorphine, werden ausgeschüttet und verbessern unsere Stimmung, sogar angstlösend soll Bewegung wirken.

Bewegung fördert also nicht nur den Energieverbrauch und ist damit wichtig fürs Abnehmen, sie ist vielmehr fundamental für einen gesunden Lebensstil, auf den jede Diät abzielen sollte. Ich würde sogar so weit gehen und behaupten, dass Ihre „Diät" auch dann ein Erfolg war, wenn von der angepeilten Änderung des Lebensstils nur die gesteigerte Bewegung bleibt. Auch dann tun Sie schon etwas für Ihre Gesundheit.

Im Licht dieser Erkenntnisse greifen die allermeisten „Diäten" – ich setze den Begriff hier bewusst unter Anführungszeichen – also zu kurz. Sie drehen allein an der Stellschraube der Energiezufuhr, drosseln diese auf ein Minimum und zielen nur auf das schnelle Abnehmen, lassen aber den langfristigen Erfolg außer Augen. Sie setzen, wie wir vorhin schon gesehen haben, nur den ersten Schritt. Wer sein Idealgewicht hingegen halten möchte, muss sich am hippokratischen Verständnis von Diät orientieren, muss den Fokus also aufziehen. Dann kommt auch der Energieverbrauch ins Spiel, und mehr Bewegung wird zum Muss. Und weil es in Sachen Gesundheit schließlich nicht nur um das Wieviel geht, sondern auch – und vor allem – um das Was, müssen wir bei der Ernährung auch deren Qualität unter die Lupe nehmen, unsere Ernährung also auf eine möglichst gesunde umstellen.

Eine Zeitreise in die griechische Antike, ein bisschen Mathematik und eine ganze Menge moderner medizinischer Erkenntnisse führen daher fast schon zwangsläufig zu einem zeitgemäßen Verständnis von Diät. Dieses ruht auf der Erkenntnis, dass eine Diät, die diesen Namen verdient, nichts anderes ist, als eine Umstellung des Lebensstils. Und diese Umstellung erreichen wir in drei Schritten:

1. Wir beeinflussen bewusst unsere Energiezufuhr und nehmen dadurch ab.
2. Wir beschleunigen den Prozess, indem wir uns mehr bewegen, und profitieren von den zahllosen gesundheitlichen Vorteilen von mehr körperlicher Aktivität.
3. Wir müllen unseren Körper nicht zu, sondern achten auf eine gesunde, ausgewogene, maßvolle Ernährung.

Für jede Diät gilt also: Denken Sie an Hippokrates!

Aber noch viel mehr: Denken Sie an sich!

In aller Kürze

- Für Hippokrates von Kos, den Begründer der modernen Vorstellung von Medizin, umfasst ein gesunder Lebensstil („dìaita“) nicht nur die Ernährung, sondern alle Bereiche des Lebens, die einen Einfluss auf den Körper haben. Er nimmt damit auch schon das moderne Verständnis von Diät vorweg, das auf eine nachhaltige Änderung des Lebensstils zielt.
- Diäten haben deshalb kein Ablaufdatum, sie sind – wenn sie dauerhaft sinnvoll, erfolgreich und gesund sein sollen – eine Lebensentscheidung.

- Abnehmen ist eine Frage der Mathematik. Schließlich nimmt man nur ab, wenn der Kalorienverbrauch größer ist als die Kalorienaufnahme. Nur wenn der Körper in eine Energieschuld gezwungen wird, geht er an die Reserven, baut also Fettpolster ab.
- Dieser Zusammenhang macht deutlich, dass es zwei Stellschrauben gibt, an denen man drehen kann, wenn man Pfunde verlieren möchte: die Energiezufuhr und den Energieverbrauch. Die größten Erfolgsaussichten hat eine Diät, wenn man gleichzeitig an beiden Schrauben dreht.
- Die Energiezufuhr drosselt man durch eine gezielte Ernährung, während man den Energieverbrauch vor allem durch mehr Bewegung nach oben schraubt. Mehr Bewegung hat zudem den Vorteil, dass dem mit einer Diät einhergehenden Abbau von Muskelmasse entgegengewirkt wird.
- Mehr Bewegung heißt nicht, dass man sich zum Sportler entwickeln muss. Schon einfache Umstellungen von Gewohnheiten im Alltag sorgen für mehr körperliche Aktivität. Diese wirkt sich wiederum umfassend auf unsere Gesundheit aus und hält uns nicht nur fitter, sondern auch jünger, glücklicher und sogar länger schlau.
- Jede Diät, die ihren Namen verdient, besteht aus drei Schritten. Erstens: abnehmen durch ein Drosseln der Energiezufuhr. Zweitens: mehr bewegen. Drittens: sich bewusst, ausgewogen und maßvoll ernähren.

WARUM FASTEN MENSCHEN ÜBERHAUPT?

Intervallfasten: Cui bono?

Das Intervall- oder intermittierende Fasten (vom Lateinischen „intermittere", was so viel heißt wie unterbrechen), um das es in diesem Buch geht, ist ohne Zweifel eine Modeerscheinung, eine Diätform, die in den letzten Jahren auf- und weltweit schnell in Mode gekommen ist. Wie jede Modeerscheinung, wie jeder Trend wirft das Intervallfasten Fragen auf, die es kritisch zu beleuchten gilt. Fallen wir da etwa nur auf einen Marketinggag herein? Will sich jemand mit diesem Trend bereichern? Gibt es andere als die nach außen hin propagierten gesundheitlichen und ästhetischen Gründe, um intermittierend zu fasten? Wer mit einem kritischen Geist auf eine Modeerscheinung – egal welche – schaut, wird früher oder später immer auf ein und dieselbe Frage stoßen: Cui bono? Wer profitiert von einem Trend, wer macht damit Geld, wer gewinnt an Macht und Einfluss?

Wissen

☞ **Cui bono?**

Wem zum Vorteil? Diese Frage hat sich schon vor mehr als 2000 Jahren der römische Philosoph, Staatsmann und Rhetoriker Marcus Tullius Cicero gestellt, als es darum ging, das Motiv hinter einem Verbrechen auszuforschen. Auch heute noch ist es die Frage, die die Kriminalistik beherrscht, aber auch bei der Erforschung geschichtlicher

Ereignisse oder bei Entscheidungen der Politik wird immer öfter gefragt: Wer profitiert davon? Warum sollten wir uns die Frage also nicht auch angesichts des Intervallfasten-Trends stellen?

Also: Wer profitiert vom neuen Fastentrend? Klappern wir zuerst die üblichen Verdächtigen ab. Die Nahrungsmittelriesen hätten eigentlich ein Interesse daran, den Konsum anzukurbeln. Eine Diät, die auf Verzicht, auf weniger statt mehr Konsum setzt, läuft ihren vitalen Interessen zuwider. Wir können Nestlé, Coca-Cola, Unilever, Danone und wie sie alle heißen also von der Liste der Verdächtigen streichen. Weit oben auf dieser Liste stehen gemeinhin auch die Pharmakonzerne. Haben Sie ein Interesse, Intervallfasten zu pushen? Wohl kaum: Alle wissenschaftlichen Studien, die es zum intermittierenden Fasten gibt, weisen auf eine positive Auswirkung dieser Diät auf die Gesundheit der Probanden hin, und wir wissen: Gesunde Menschen sind schlechte Kunden für die Pharmariesen. Zudem muss beim Intervallfasten nicht auf Nahrungsergänzungsmittel, auf in künstlicher Form zugeführte Nährstoffe gesetzt werden, mit denen die Pharmakonzerne Umsatz machen könnten. Auch diese Spur führt also ins Leere. Immer gern verdächtigt wird auch die Politik (wer auch immer das ist ...), wenn es um Trends, Hypes und Blasen geht. Also auch hier die Frage: Gewinnt eine Partei, gewinnt ein Staat, gewinnt ein Teil der Welt durch eine möglichst weite Verbreitung des Intervallfastens an Einfluss? Ich würde sagen: nein. Zumindest fällt mir auch bei längerem Nachdenken kein Zusammenhang zwischen Politik und Intervallfasten ein. Und dasselbe gilt für die nächsten auf der Liste der üblichen Verdächtigen: die Kirchen und Religionen. Auch sie profitieren von der wachsenden Anhängerschar des Intervallfastens nicht.

Die Liste der üblichen Verdächtigen ist damit abgearbeitet, keiner scheint ein Motiv zu haben, uns das Intervallfasten aus Eigennutz schmackhaft zu machen. Cui bono, also? Wem bringt das intermittierende Fasten wirklich etwas? Die Antwort auf diese Frage mag verblüffend einfach sein, wenn auch für Verschwörungstheoretiker völlig unbefriedigend. Denn: Vom Intervallfasten profitieren, wenn es richtig angewandt, individuell angepasst und am besten auch noch fachlich begleitet wird, (nur) die Anwender. Also wir. Und sonst niemand. Wenn das nicht einmal eine gute Nachricht ist …

Die tiefen Wurzeln des Fastens

Stichwort

☞ Fasten

Der Begriff „fasten" steht für den gänzlichen oder teilweisen Verzicht auf bestimmte Dinge in einem zuvor festgelegten Zeitraum. Ursprünglich als Reinigungsritual gedacht, bezog sich das Fasten in erster Linie auf die Nahrung. Man verzichtete also ganz aufs Essen oder entschied sich dafür, bestimmte Nahrungsmittel – vor allem Fleisch – vorübergehend aus dem Ernährungsplan zu streichen. Auch Genussmittel wie Tabak oder Alkohol, aber auch die Sexualität waren früh Teil des Fastens. Heute hat sich das Fasten weiterentwickelt, man verzichtet auf das Handy, auf Computerspiele, auf Süßigkeiten, Kaffee oder das Fernsehen. Das Konzept ist allerdings dasselbe geblieben. Es geht immer um den bewussten Verzicht auf Dinge, die uns lieb sind und deren Fehlen uns auf die Probe stellt.

Das Konzept des Fastens gibt es, seit es Menschen gibt. Allerdings ist davon auszugehen, dass die ersten Exemplare der Art Homo sapiens nicht ganz freiwillig gefastet haben. Für sie waren lange Essenspausen Zeichen dafür, dass Wald und Steppe zu wenig hergaben und der Jagderfolg ausgeblieben war. Gefastet wurde also nicht, weil man dem Fasten eine tiefere Bedeutung zugeschrieben hätte, sondern aus der Not heraus. Fasten hieß für unsere Urahnen in ihren Höhlen einfach: kein Essen da.

Mit der menschlichen Entwicklung bekommt irgendwann auch das Fasten eine neue Bedeutung: eine spirituelle. Schon vor rund 4000 Jahren wurde bewusst und gezielt für klar festgelegte Zeiträume gänzlich auf Essen verzichtet oder doch zumindest auf bestimmte Speisen. Man wollte den eigenen Körper für eine höhere Macht reinigen und dieser höheren Macht beweisen, dass man für sie zeitweise auch auf Lebensnotwendiges verzichten würde, man wollte tiefen Glauben, Demut, Unterwerfung demonstrieren und sich – irdische Bedürfnisse verdrängend – auf das Wesentliche besinnen.

Interessant ist, dass dieser Ansatz nicht kulturell oder religiös eingeschränkt ist, sondern die Grenzen von Staaten, Kulturen und Kontinenten ebenso überspringt wie jene des Glaubens. Gefastet wird schließlich in allen großen Religionen.

- Christen fasten 40 Tage lang, um sich auf Ostern vorzubereiten, sich zu besinnen, zu büßen und an das Leiden Christi zu erinnern.
- Die christlich-orthodoxe Kirche lädt ihre Gläubigen gleich viermal im Jahr zum Fasten ein und dazu auch noch zweimal wöchentlich, nämlich mittwochs und freitags. Damit ist die Askese ein ständiger Begleiter orthodoxer Christen.

- Gefastet wird auch im Judentum, und zwar vor großen Feiertagen und besonders an Jom Kippur, einem Festtag, an dem weder gegessen noch getrunken, geraucht oder gearbeitet werden darf.
- Der Islam zählt das Fasten zu seinen fünf Säulen. Im 30 Tage dauernden Ramadan, dem neunten Monat im islamischen Mondjahr, verzichten Muslime zwischen Sonnenauf- und -untergang gänzlich auf die Nahrungsaufnahme, essen und trinken also nicht.
- Viele Buddhisten nehmen ihren höchsten Feiertag, Vesakh, zum Anlass, um zu fasten.
- Im Hinduismus gibt es zwar keine vorgeschriebenen Fastenzeiten, trotzdem sind die Gläubigen dazu aufgerufen, regelmäßig zu fasten, um Körper und Geist zu reinigen.

Fasten ist also alles andere als ein neuer, moderner Trend, es ist vielmehr wichtiger Bestandteil der allermeisten Epochen und Kulturen. Und so ist es auch kein Wunder, dass das Fasten seit jeher nicht nur das Interesse von Religionsvertretern weckt, sondern auch jenes von Medizinern und Philosophen. Hippokrates, Aristoteles, Platon, Plutarch: Alle großen Denker und Forscher der Antike haben sich mit dem Fasten, seinen Hintergründen und vor allem seinen Folgen befasst. Und alle schreiben ihm eine heilsame Wirkung zu. Diese wird auch heute noch bestätigt, auch wenn wir ganz andere Untersuchungsmethoden und -möglichkeiten haben – und daher auch viel tiefer gehende Erkenntnisse.

Wissen

☞ **Fasten und die Medizin**

Früh schon taucht das Fasten auf dem Radar der Ärzte auf. Vor allem die alten Griechen setzen auf die gesundheitliche Wirkung der Essensabstinenz, und zwar nicht nur in der Prävention, sondern auch und vor allem in der Heilung bestimmter Krankheitsbilder. So verschreiben Hippokrates und seine Ärzte der Schule von Kos Fasten bei Fieber, in Alexandria bekämpft man Entzündungen mit dem Entzug von Nahrung, während die Ärzte aus der Schule der Methodiker auch schon so etwas wie das Intervallfasten einführen. Wer unter Geschwüren litt oder chronisch krank war, sollte nach ihrer Vorgabe zuerst einen Tag lang streng fasten, darauf folgten drei Tage mit einem Drittel der normalen Nahrung, ein weiterer strenger Fasttag, wieder drei Tage, diesmal mit zwei Dritteln der herkömmlichen Rationen, und ein weiterer Tag strengen Fastens, bevor man wieder die gewohnte Essensroutine aufnahm.

In aller Kürze

- Auch wenn das Intervall- oder intermittierende Fasten eine Modeerscheinung ist, scheinen sich keine versteckten Interessen offenlegen zu lassen. Vielmehr scheinen die einzigen wirklichen Nutznießer dieser Diät die Anwender zu sein.
- Gefastet hat der Mensch, seit es ihn gibt. Während das Fasten anfangs unfreiwillig war, erhält es nach und nach eine spirituelle Komponente. So gibt es in allen großen Religionen Fastenzeiten oder Fastengebote.

▸ Schon früh wurde nicht nur auf die spirituelle Wirkung des Fastens gesetzt, sondern auch auf die gesundheitliche. Die Ärzte im antiken Griechenland etwa haben versucht, Fieber, Entzündungen und chronische Leiden durch Fasten zu kurieren.

WARUM IST (INTERVALL-)FASTEN GESUND?

Welche gesundheitlichen Wirkungen hat Fasten?

Um den Effekt des Fastens auf unseren Körper zu verstehen, empfehle ich Ihnen einen Film. Einen gänzlich unwissenschaftlichen, medizinfernen und sehr unterhaltsamen. Es ist Charlie Chaplins „Modern Times". Chaplin steht in diesem Film am Förderband, kommt irgendwann mit der Arbeit nicht mehr hinterher und löst ein riesiges Chaos aus. So ähnlich geht es unserem Körper, wenn wir pausenlos Nahrung in ihn hineinstopfen. Er ist überfordert, der Organismus kommt nicht mehr hinterher, im Normalfall perfekt aufeinander abgestimmte Abfolgen von körpereigenen Prozessen geraten durcheinander, Chaos ist die Folge. Wie bei „Modern Times". Nur: Hier geht es nicht um die Produktion an irgendeinem Förderband, sondern um unseren Körper. Ist dessen Ordnung gestört, werden wir krank, haben Beschwerden, leiden unter Schmerzen. Wir verkürzen letztendlich unser Leben.

Essenspausen – lange, aber auch nur solche von ein paar Stunden – sind für unseren Körper, als würde man das Chaplin'sche Förderband bremsen oder vorübergehend ganz abschalten. Der Körper kann wieder Ordnung in den Stoffwechsel bringen und vom Stresszustand in den „normalen" schalten. Medizinisch betrachtet sind die Wirkungen beeindruckend, die positiven Effekte betreffen nahezu den gesamten Organismus und tragen dazu bei, dass negative Begleiterscheinungen von Erkrankungen (etwa von Rheuma, Diabetes, Bluthochdruck, Darmerkrankungen oder Allergien, ja sogar von Multipler Sklerose) gelindert werden und/oder Krankheiten erfolgreich vorgebeugt werden kann. Und noch etwas ist beeindruckend: Anders als bei vielen Medikamenten ist die Liste der Nebenwirkungen kurz. Oder erst gar nicht vorhanden. Aber sehen wir uns im Einzelnen an, was Essenspausen, was Fasten also, in unserem Körper bewirkt.

1. Weg mit dem Speck!

In längeren Essenspausen schaltet der Körper in den Reservemodus, baut also Fettpolster ab. Die positiven Folgen dieses Abbaus und allgemeiner einer spürbaren Gewichtsreduktion habe ich schon ausführlich erklärt, das sinkende Risiko, an Herz-Kreislauf-Erkrankungen, Diabetes oder Krebs zu erkranken, ebenso. „Fett" zu sein, belastet demnach den Körper in vielfältiger Weise, manche gesundheitlichen Nachteile sind für jeden sofort verständlich, andere wirken versteckter. Weil etwa Fettpolster, vor allem das viszerale, also das Bauchfett, Stoffe an den Körper abgeben, die Entzündungen auslösen oder beschleunigen, wirkt ein Abbau der Depots auch entzündlichen Krankheiten entgegen. Es ist, wie ich schon auf einer der ersten Seiten dieses Buches gesagt habe: Ein Fettdepot für schlechte Zeiten mit sich herumzutragen, die nie kommen, hat medizinisch gesehen nicht nur keinen Sinn, sondern ist überaus schädlich.

2. Herz und Gefäße werden geschont.

Wie wir schon bei den gesundheitlichen Vorzügen des Abnehmens gesehen haben, schont der Abbau von Fettreserven das Herz. Baut man Fettreserven durch Fasten ab, wird dieser Effekt noch verstärkt. So zeigen zahlreiche wissenschaftliche Studien, dass Fastenphasen Bluthochdruck nachhaltig senken. Diese Studien sind äußerst vielversprechend, sie beschränken sich derzeit allerdings auf längeres, sehr strenges Fasten, während groß angelegte klinische Studien zu kürzeren Essenspausen, also zum intermittierenden Fasten noch fehlen. Diese wären allerdings wünschenswert und hilfreich, weil ein Intervallfasten für Bluthochdruck-Patienten auf Dauer sehr viel leichter umsetzbar ist als radikales Fasten.

Stichwort

☞ **Bluthochdruck**

Wenn man von gesundheitlichen Problemen spricht, die mit dem Wohlstand einhergehen, steht Bluthochdruck meist an einer der ersten Stellen. Das hat auch damit zu tun, dass der Blutdruck nicht schlagartig steigt, sondern nach und nach, das Problem also oft erst spät oder gar nicht erkannt wird. Aber wann spricht man überhaupt von Bluthochdruck? Ein idealer Blutdruck liegt unter 120/80 mmHg, ein normaler erreicht Werte bis 139/89 mmHg, ist er höher, spricht der Arzt von Hypertonie, das ist der medizinische Fachbegriff für einen zu hohen Blutdruck. Dieser richtet auf Dauer weitreichende Schäden im Körper an. So steht das Herz unter Dauerstress, andere lebenswichtige Organe werden durch den zu hohen Druck in den Gefäßen geschädigt und auch die Gefäßalterung wird beschleunigt. Die Folge ist eine sogenannte Arteriosklerose, also die Verkalkung der Gefäße, die wiederum das Risiko eines Herzinfarkts oder Schlaganfalls steigen lässt.

Die Wirkung auf den Blutdruck ist übrigens nicht die einzige, die Fasten auf das Herz-Kreislauf-System hat. Weil neben dem Blutdruck auch die Herzfrequenz sinkt sowie Cholesterin und Insulin im Blut abgebaut werden, wird das gesamte System noch zusätzlich entlastet. Das Risiko einer Herzerkrankung sinkt deshalb, und weil zudem die Gefäßalterung gebremst wird, vermindert sich auch das Risiko eines Herzinfarktes oder Schlaganfalls.

3. Der Darm wird entlastet.

Denken Sie an Charlie Chaplin! Stopfen wir pausenlos Essen in uns hinein, sind Magen und Darm im Dauerstress, die Verdauungsarbeit wird mehr schlecht als recht erledigt. Die Folgen sind ein geblähter Bauch und ein gereizter Darm – wenn es nicht allzu dick kommt. Essenspausen entlasten dagegen das gesamte Verdauungssystem, Beschwerden sind weit weniger häufig. Zudem weisen wissenschaftliche Studien darauf hin, dass auch die für eine geregelte Verdauung und Nährstoffaufnahme so wichtigen Darmbakterien von den Pausen profitieren.

Stichwort

☞ **Darmflora**

Unser Darm ist ein enorm vielseitiges Habitat, er bietet Billionen Mikroorganismen aus schätzungsweise 500 bis 1000 unterschiedlichen Arten einen idealen Lebensraum. Bevor Sie nun allerdings Angst vor einer feindlichen Übernahme Ihres Körpers bekommen, sei gesagt: Die Mikroorganismen, die die Darmflora (medizinisch: das intestinale Mikrobiom) bilden, sind für unseren Körper von unschätzbarer Bedeutung – oder kürzer: Sie sind lebenswichtig. So unterstützen sie nicht nur die Verdauung und regen die Bewegung des Darms an, sondern stärken auch unser Immunsystem, unterbinden Infektionen, versorgen unseren Körper mit Energie und Vitaminen, unterstützen uns dabei, mit giftigen Nahrungsbestandteilen fertigzuwerden, und bauen Schadstoffe ab. Noch eine beeindruckende Zahl zum Schluss: Das Mikrobiom eines erwachsenen Menschen wiegt zwischen 1,5 und zwei Kilogramm. Und es sei betont: Das ist ein Gewicht, das Sie unbedingt halten sollten!

4. Der Insulinspiegel sinkt.

Von Insulin ist meist nur bei Diabetikern die Rede, dabei spielt dieses Hormon eine Schlüsselrolle in unserem Körper, weil es dafür sorgt, dass unsere Zellen mit dem Zucker aus unserem Blut versorgt werden. Je höher allerdings der Insulinspiegel, desto stärker altern die Zellen, desto weniger Fett sind wir imstande zu verbrennen und desto resistenter werden die Zellen gegen Insulin. Ist der Insulinspiegel dauerhaft hoch, reagieren die Zellen nicht mehr oder nur mehr sehr eingeschränkt auf den Türöffner-Effekt des Insulins, der Mensch erkrankt an Diabetes Typ 2. Studien an Nagetieren, vor allem Mäusen und Ratten, haben nun gezeigt, dass Intervallfasten nicht nur den Insulinspiegel zu senken imstande ist, sondern dadurch auch die Insulinsensitivität der Zellen erhöht wird. Mit anderen Worten: Klopft das Insulin an die Zelltür, wird diese sofort geöffnet. Den Insulinspiegel zu senken, hat noch einen weiteren Vorteil. Um ihn nämlich dauerhaft hoch zu halten, steht die Bauchspeicheldrüse unter Dauerstress, weil sie ständig Insulin produzieren muss.

Das Fazit ist also: Gönnt man seinem Körper ausgedehnte Ernährungspausen, sinkt der Insulinspiegel, was wiederum eine Vielzahl positiver Folgen nach sich zieht:

- die Insulinsensitivität der Zellen wird erhöht;
- das Risiko von Diabetes Typ 2 sinkt;
- die Bauchspeicheldrüse kann sich erholen;
- die Zellalterung wird gebremst;
- Entzündungskrankheiten können heilen.

5. Das Zellen-Recycling wird angekurbelt.
Einen weiteren Effekt eines niedrigeren Insulinspiegels habe ich hier gesondert herausgegriffen, weil er mir besonders spannend erscheint. Ein sinkender Insulinspiegel kurbelt nachweislich einen Prozess an, der in der Medizin als Autophagozytose bezeichnet wird. Zellen recyceln sich dabei selbst, indem sie überflüssige, meist beschädigte Moleküle abbauen und verwerten. Diesem Selbstreinigungs- oder Selbstheilungsprozess wird seit einigen Jahren in der medizinischen Forschung enorme Aufmerksamkeit geschenkt, weil man ihm eine wichtige Rolle bei der Prävention folgenschwerer Krankheiten wie Demenz, Parkinson oder Krebs zuschreibt.

Stichwort

☞ **Neurodegenerative Krankheiten**
Dass immer mehr Menschen ein hohes Alter erreichen, ist eigentlich eine gute Nachricht, zu der der Lebensstil, die Ernährung, die Hygiene und nicht zuletzt die Medizin beitragen. Mit der steigenden

Zahl alter Menschen steigt allerdings – und das ist die schlechte Nachricht – auch die Häufigkeit neurodegenerativer Krankheiten, von Krankheiten also, denen – vereinfacht gesagt – der altersbedingte Abbau des Gehirns zugrunde liegt. Dieser kann sich in zwei Formen äußern: Die erste ist ein schrittweises Nachlassen der kognitiven Fähigkeiten unseres Gehirns, also das, was man gemeinhin als „Demenz" bezeichnet. Die bekannteste Demenzerkrankung ist die Alzheimerkrankheit. Bei der zweiten Form wirkt sich der Abbau dagegen auf die motorischen Fähigkeiten aus. Heftiges Zittern, motorische Ausfälle und Lähmungen gehen beispielsweise mit dem Morbus Parkinson einher. Neurodegenerative Krankheiten sind zum heutigen Stand der Medizin nicht heilbar, auch wenn die Suche nach wirksamen Medikamenten auf Hochtouren läuft. Bis der Durchbruch geschafft ist, versucht man deshalb, präventiv oder bremsend einzuwirken, weshalb auch der schon beschriebene Prozess der Autophagozytose immer stärker in den Fokus gerückt wird.

Fasten scheint übrigens nicht nur eine Rolle bei der Prävention von Krebserkrankungen zu spielen, sondern kann auch deren Heilung unterstützen. Zumindest Versuche mit Mäusen deuten darauf hin, dass sie besser auf eine Chemotherapie ansprechen, wenn sie regelmäßig auf Nahrung verzichten müssen, de facto also intermittierend fasten. Diesen Effekt versucht die Wissenschaft mithilfe eines Phänomens zu erklären, das man „differential stress sensitization" (DSS) genannt hat. DSS beschreibt einerseits die Fähigkeit „normaler" Zellen, sich auf den Mangel und den dadurch erzeugten Stress einzustellen, während andererseits Krebszellen diese Fähigkeit nicht zu besitzen scheinen. Sie werden deshalb durch das Fasten in enormen Stress versetzt, weshalb sie sensibler auf die Medikamente einer Chemotherapie reagieren, sprich die Wirksamkeit der Chemotherapie wird durch Fasten noch erhöht. Allerdings sind diese Erkenntnisse noch mit der gebotenen Vorsicht zu genießen, ist der beschriebene Zusammenhang doch vorerst erst bei Mäusen beobachtet worden.

Noch ein zweiter Hinweis ist mit Blick auf das Thema Krebs und Fasten wichtig, für die Patienten sogar lebenswichtig. Es ist ein leider durchaus verbreiteter Irrglaube, man könne den Krebs „aushungern". Das Gegenteil ist der Fall: Nahrungsentzug schwächt Patienten nachweislich, ihr Körper ist dann kaum noch in der Lage, gegen den Krebs anzukämpfen und die enorm kräftezehrende Therapie durchzustehen. Deshalb ist jeder Ernährungsplan bei Krebspatienten unbedingt von Fachleuten und Ärzten aufzustellen, Selbsthilfe ist hier alles andere als hilfreich. Selbst wenn derzeit Studien zur Auswirkung von Intervallfasten auf die Krebstherapie laufen, so basieren diese Studien auf zwei Voraussetzungen. Erstens wird meist auf der Basis des 16:8-Modells intermittierend gefastet, um dem ohnehin geschwächten Körper nicht noch mehr zuzumuten. Und zweitens wird peinlichst genau darauf geachtet, dass die Tagesenergieration nicht geringer ausfällt als ohne Intervallfasten. Das zu betonen, ist wichtig, hat man in von Krebspatienten unabhängigen Studien doch nachgewiesen, dass auch beim 16:8-Fasten die pro Tag aufgenommene Energiemenge um rund zehn Prozent niedriger liegt als bei einer „normalen" Ernährung. Für Krebspatienten kann dieses Minus fatale Auswirkungen haben.

6. Wir altern langsamer.

Es gibt eine Reihe wissenschaftlicher Forschungsarbeiten, die dem Fasten einen Anti-Aging-Effekt zuschreiben. Die angekurbelte Autophagozytose ist ein Grund dafür, der sinkende Insulinspiegel ein zweiter (Insulin gilt als Hormon, das uns altern lässt). Es gibt aber noch eine dritte medizinische Erklärung: Fasten befeuert die Produktion des Wachstumshormons HGH (human growth hormone) – und wie! Studien renommierter wissenschaftlicher Institute kommen auf Steigerungsraten zwischen 500 und 2000 Prozent, je nachdem, wie lang gefastet wird. Aber keine Angst: Das heißt nicht etwa, dass Sie während des Fastens plötzlich wieder anfangen zu wachsen und durch Intervallfasten in den Himmel schießen. Vielmehr gilt das HGH als eines der wichtigsten Hormone, weil es an der Regulierung von fast allen körperlichen Prozessen beteiligt ist. Es stellt Gewebe wieder her, unterstützt Heilungsprozesse, fördert die Zellregeneration, stärkt das Immunsystem, ist wichtig für die Stabilität unserer Knochen, für die Gesundheit von Haut, Nägeln und Haaren, greift in die Produktion von Enzymen ein und ist auch im Gehirn aktiv.

Stichwort

☞ **Hormone**

Das altgriechische Wort „hormān", von dem sich der biologische Begriff „Hormon" ableitet, bedeutet so viel wie „antreiben" und beschreibt bereits gut, was Hormone in unserem Körper leisten. Sie sind so etwas wie Meldegänger, biochemische Botenstoffe, die Informationen zu klar definierten Zellen bringen und an den dortigen Hormonrezeptoren andocken, um ganz gezielt Reaktionen auszulösen. Produziert werden Hormone vor allem in den Drüsen, also etwa in der Schild-, der Bauchspeichel-, der Zirbel- oder Hirnanhangdrüse. Im Zusammenhang mit Intervallfasten und Ernährung sind natürlich vor allem jene Hormone interessant, die den Stoffwechsel anstoßen. Für den Zuckerstoffwechsel zentral ist dabei das Hormon Insulin, für den Fettstoffwechsel spielt Cortisol eine tragende Rolle. Letzteres ist als Stresshormon bekannt, weil es dann vermehrt ausgeschüttet wird, wenn wir uns in Gefahr glauben. In solchen Momenten ist der Körper auf Verteidigung oder Flucht ausgerichtet, beides erfordert gleichermaßen Energie, die dank Cortisol in Fettreserven gebunkert wurde und nun – wieder dank des Cortisols – auch schnell bereitgestellt wird.

Weniger vorteilhaft ist, dass die Produktion von HGH einem weitgehend festgelegten Zyklus folgt. So ist sie in der Pubertät, im Wachstum also, am höchsten, hält in den Zwanzigern ein hohes Niveau, sinkt dann aber etwa ab dem 30. Lebensjahr und erreicht ab dem 60. Lebensjahr ein sehr niedriges Niveau. Wenn wir also physisch und psychisch unseren Zenit in unseren Zwanzigern erreichen, dann hängt das mit dem Hoch an HGH zusammen. Und dass es danach – überspitzt formuliert – nur noch abwärts geht, ebenso. Diesen Abwärtstrend können wir nicht aufhalten, wir können ihn aber bremsen, indem wir die Produktion von HGH fördern, was durch Fasten nachweislich gelingt.

Eine erhöhte Produktion von HGH hat noch einen zweiten, nicht zu unterschätzenden Vorteil. Anders als die Bezeichnung „Wachstumshormon“ vermuten lässt, wirkt ein hoher HGH-Spiegel nämlich dem Aufbau von Fettpölstern entgegen, ein Mangel kann Fettleibigkeit auslösen. Die medizinische Erklärung dafür liegt in der Lipolyse, im Fettabbau, der durch HGH erst ermöglicht wird. Es ist dieses Hormon, das Fettzellen „aufbricht“, Fettsäuren freisetzt und sie so zu einer Energiequelle für den Körper werden lässt.

Stichwort

☞ **Lipolyse**

Wer abnehmen will, sollte den Begriff „Lipolyse" kennen. Er beschreibt die Spaltung von Fetten im Körper, vor allem jene von Adipozyten, von Zellen in den körpereigenen Fettdepots also. Die Fette werden unter anderem in Glycerin und freie Fettsäuren zerlegt, wobei uns vor allem Letztere interessieren. Sie werden in das Blut abgegeben und gelangen so in die Muskeln und in die Leber, wo sie für den Körper – auf unterschiedliche Weise – als Treibstoff fungieren. So nutzt die Leber die Fettsäuren zur Bildung von Ketonkörpern (Ketogenese), deren Wirkung im übernächsten Abschnitt (Punkt 8) näher erläutert wird. In den Muskeln wird Energie erzeugt, indem die freien Fettsäuren noch weiter zerlegt werden. Interessant ist auch in diesem Zusammenhang ein Blick auf die Hormone. Während Insulin die Lipolyse bremst (auch dies ein Grund, warum ein niedriger Insulinspiegel fürs Abnehmen so wichtig ist), fördert Adrenalin die Fettaufspaltung. Auch hier ist bei genauerem Hinsehen also wieder der Selbsterhaltungstrieb des Körpers erkennbar, der in Gefahrensituationen Flucht oder Verteidigung ermöglichen will. Er schüttet deshalb in solchen Situationen verstärkt Adrenalin aus, das die Lipolyse befeuert und damit Energie aus den Fettreserven für die Muskeln freisetzt.

7. Gelenkschmerzen werden gelindert.

Das Forschungsbild in Sachen Fasten ist nirgends so klar wie bei Gelenkschmerzen, Rheuma oder Arthritis. Zahlreiche Studien und klinische Versuche zeigen eindeutig, dass längere Ernährungspausen Entzündungen hemmen, dass Gelenke durch Fasten besser regenerieren und von Entzündungen ausgehende Schmerzen abnehmen. Bei Arthritis konnte durch Fasten nicht nur die Wirksamkeit der Medikamente signifikant erhöht werden, in vielen Fällen kann das Fasten – auch ein konsequentes Intervallfasten – die Medikamente sogar ersetzen. Allerdings rate ich hier niemandem, unbeaufsichtigt einen Selbstversuch zu wagen, ich rate aber jedem, der unter entzündlichen Gelenkerkrankungen leidet, mit seinem Arzt auch eine mögliche Fastentherapie ins Auge zu fassen. Schließlich zeigen zahlreiche Studien der letzten Jahre, dass gerade bei solchen Krankheitsbildern die Ernährung immer stärker in den Fokus der Therapie rücken muss.

8. Wenn wir nicht essen, füttern wir unser Gehirn.

Zugegeben: Dieser Satz mag, wenn man fiskalisch draufschaut, nicht ganz stimmen, es gibt aber sehr wohl einen engen Zusammenhang zwischen der Leistungsfähigkeit unseres Gehirns und längeren Ernährungspausen. Allerdings erkennt man diesen Zusammenhang erst über einen Umweg. Führt man dem Körper keine Nahrung zu, schaltet er, wie wir bereits wissen, in den Reservemodus. Weil der kurzfristige Energiespeicher, also der Glykogenspeicher, leer ist, kann dieser nicht mehr zur Energieproduktion genutzt werden. Deshalb werden Fettsäuren abgebaut. Nur: Fett kann nicht in unser Gehirn gelangen, deshalb wäre dieses im Reservemodus unterversorgt.

Bei genauerem Hinsehen ist aber genau das Gegenteil der Fall. Um nämlich das Gehirn auch – oder erst recht – in Hungerphasen leistungsfähig zu halten, produziert unser Stoffwechsel beim Ausbleiben von Kohlenhydraten vermehrt Ketonkörper (Ketogenese). Diese nutzt das Gehirn nun als alternative Energiequelle. Ketonkörper sind allerdings weit mehr als nur Treibstoff für unser Hirn. Klinische

Studien belegen mittlerweile, dass sie Nervenzellen im Gehirn schützen und bei der Reparatur erkrankter Nervenzellen eine zentrale Rolle spielen. Diese doppelte Funktion sorgt dafür, dass sie einerseits wichtig sind, um neurologischen Erkrankungen vorzubeugen. Andererseits könnten die Reparaturdienste der Ketonkörper sogar zum Schlüssel werden, wenn es um die Heilung oder zumindest die Verlangsamung des Verlaufs von Krankheiten wie Parkinson, Demenz oder Alzheimer geht.

Vor diesem Hintergrund ist es kein Wunder, dass intermittierendes Fasten in einer Reihe von wissenschaftlichen Studien eine Verbesserung der Hirnfunktionen mit sich gebracht hat. So haben Probanden, die intermittierend fasten, bei Tests der sensorischen und motorischen Fähigkeiten signifikant besser abgeschnitten als die Kontrollgruppe, die nicht gefastet hat, und auch Lernleistung und Merkfähigkeit konnten durch die klar definierten Essenspausen verbessert werden. Intervallfasten macht also nicht „nur" gesund und schlank, sondern ganz offensichtlich auch schlau.

Aus der Praxis

☞ **Vorher sieben Medikamente, jetzt eines**

Herr T., 60 Jahre, –40 kg, 16:8

Als Herr T. vor zweieinhalb Jahren zu mir kam, war er stark übergewichtig. Mit 16:8-Fasten und viel Bewegung hat er seither 40 Kilogramm abgenommen. Was mich aber noch mehr freut: Herr T. muss heute nur noch einen Blutdrucksenker nehmen. Vor der Umstellung seines Lebensstils waren es sieben Medikamente täglich.

Herr T., als Sie vor zweieinhalb Jahren zu mir gekommen sind, waren Sie ein anderer Mensch.

Herr T. (*lacht*): Das kann man durchaus sagen. Ich war gesundheitlich ein Wrack, habe eine Menge Pillen geschluckt und bin aus allen Nähten geplatzt. Es waren meine Kinder, die mich gezwungen haben, etwas zu unternehmen.

„Etwas unternehmen" heißt in Ihrem Fall vor allem intervallfasten und sporteln.

Herr T.: Genau. Aber zuerst musste ich endlich wieder essen und nicht mehr fressen. Früher habe ich mittags in zehn Minuten eine ganze Mahlzeit in mich hineingeschlungen, abends viel zu viel gegessen und zwischendurch süße und salzige Snacks verdrückt. Das war einmal.

Und was ist jetzt?

Herr T.: Ich verzichte auf Frühstück und Mittagessen und genieße dafür das Abendessen mit meiner Familie. Und auch da esse ich bewusster und langsamer. Ich lasse mir zwischen einer Portion und der anderen Zeit, um spüren zu können, ob ich schon satt bin. Und ich esse auch nicht immer meinen Teller leer ...

... was früher undenkbar gewesen wäre.

Herr T.: Ich habe als Kind gelernt aufzuessen, was auf den Teller kommt. Das hat mich auch als Erwachsener geprägt. Heute lasse ich schon einmal etwas übrig. Und generell sind die Portionen kleiner geworden. Sollte ich nicht satt werden, kann ich ja nachfassen.

Was haben Sie sonst noch umgestellt.

Herr T.: Beim Essen nicht viel. Ich bin ein Feinschmecker, lasse mich nicht gern einschränken und esse deshalb auch heute noch alles, was mir schmeckt. Nur beim Zucker habe ich zurückgeschraubt, auch wenn ich zu einem Apfelstrudel hin und wieder nur schwer Nein sagen kann.

Und der restliche Verzicht fällt leicht?

Herr T.: Mehr noch: Ich empfinde es gar nicht als Verzicht, sondern als etwas Beglückendes. Meine Kinder sind stolz auf mich, ich werde bald Großvater und will auch für meine Enkel fit sein. Ich kann sogar Ausdauersport betreiben, und mein Medikamentenkonsum ist auf eine Tablette zurückgegangen, die ich auch noch hoffe, absetzen zu können. Ich kann nur jedem raten, alles für die eigene Vorsorge zu tun. Aufs Essen und genügend Bewegung zu achten, ist dabei das einfachste. Und es wirkt.

Was ist Intervallfasten?

Intervallfasten, auch intermittierendes Fasten genannt, macht sich die vielen beschriebenen gesundheitlichen Vorteile des Fastens zunutze, ist aber sozusagen dessen Light-Variante. Anstatt tagelang auf bestimmte Nahrungsmittel zu verzichten, legt man einfach längere Pausen ein, in denen man dem Körper Ernährungsruhe gönnt. Man gibt ihm dadurch die Zeit, vom Überfluss- in den Reservemodus zu schalten und auf die langfristigen Energiereserven zuzugreifen. Dadurch werden die vielfältigen physischen Prozesse in Gang gesetzt, die ich im vorangegangenen Abschnitt beschrieben habe und die wohl ein Überbleibsel aus den frühen Jahren der Menschheit sind. Schließlich waren regelmäßige Mahlzeiten – etwa dreimal am Tag – über Jahrtausende nicht die Regel, sondern eine Ausnahme. Gegessen wurde, sobald etwas da war, also nach einem Jagderfolg oder in der Beeren-, Pilz-, Gemüse-, Getreide- und Obstsaison, während in mageren Zeiten zwangsläufig gefastet wurde. Das Intervallfasten liegt also in unserer

DNA, ist uns eingeschrieben und wohl die – evolutionär betrachtet – natürlichste Ernährungsmethode.

Wissen

☞ **Wird unsere Ernährung stetig besser?**

Viel zu oft wird die menschliche Entwicklung über die Zeit als stetiger Aufwärtstrend beschrieben. Kulturoptimisten behaupten, der Mensch entwickle sich pausenlos fort, er lerne stetig dazu, jeder Generation gehe es ein Stück weit besser als jener zuvor. Zumindest in Sachen Gesundheit stimmt dieser Blick auf die Evolution nicht. Jäger und Sammler haben beispielsweise gesünder gelebt als die ersten sesshaften Bauern, sie hatten seltener unter Krankheiten zu leiden und waren durchschnittlich größer. Der Grund dafür liegt zum einen in einer vielfältigeren Ernährung, zum anderen in selteneren Hungersnöten, konnten Nomaden doch ihrem Essen hinterherziehen, während sesshafte Bauern auf Gedeih und Verderb dem Ertrag ihrer Scholle ausgeliefert waren. Selbst in Sachen Zahngesundheit hatten die Jäger und Sammler ihren Nachfahren einiges voraus. Weil die Nahrung abwechslungsreich war, litten die Beißer der Wandernden nicht so sehr Mangel. Und weil man ständig auf etwas Hartem herumkauen musste, hielten sich auch Kiefer und Zähne gesund.

Von dieser durch den Mangel diktierten Methode, uns zu ernähren, sind wir Menschen abgerückt, als die Verfügbarkeit von Nahrung irgendwann kein Problem mehr war. Heute ist es deshalb auch nicht mehr das Wechselspiel zwischen Haben und Nichthaben, zwischen

Dasein und Mangel, das unsere Ernährungszyklen diktiert. In Zeiten des permanenten Ich-kann-alles-Habens ist es vielmehr ein Blick auf unsere Gesundheit, der den Wunsch entstehen lässt, intermittierend zu fasten. Kurios ist, dass die Allermeisten wohl mit Intervallfasten beginnen, um ein paar Speckröllchen loszuwerden. Dabei ist das eigentlich gar nicht der Sinn und Zweck. Vielmehr ist das Intervallfasten als Diät im medizinischen Sinne entstanden, als speziell für Kranke entwickelte Form der Ernährung also. Grundsätzlich zielt das Intervallfasten schließlich nicht auf ein Drosseln der Energiezufuhr, wie sie für das Abnehmen nötig ist, sondern auf die heilende Wirkung längerer Essenspausen. Weil man allerdings dazu tendiert, bei weniger Mahlzeiten am Tag auch grundsätzlich, also unterm Strich weniger zu essen, wirkt das Intervallfasten auch als Diät im Sinne des Volksmundes, sprich das Abnehmen ist zwar nicht der Hauptzweck, aber ein Nebeneffekt, den wir gerne mitnehmen. Und es ist dieser Nebeneffekt, dem das Intervallfasten seine Popularität und die mittlerweile weite Verbreitung verdankt.

Wissen

☞ Die dünne Fastenmaus

Bilder sagen mehr als tausend Worte. Das wissen wir und können es an der Diskussion rund um das Intervallfasten sogar beweisen. Dessen Hype startet in den frühen 2010er-Jahren und fällt mit einem Aufsatz zusammen, den ein US-amerikanisches Forscherteam in einer renommierten medizinischen Fachzeitschrift veröffentlicht. Oder besser: mit einem darin abgebildeten Foto. Es zeigt zwei neugierig in die Kamera blickende schwarze Mäuse, die eine dünn, die andere dick. Die Mäuse stammen aus einer Studie, die die Forscher durchgeführt hatten. Bei dieser wurden beide Mäuse mit derselben Futterration täglich gefüttert und auch sonst unter exakt gleichen Bedingungen gehalten. Einziger Unterschied: Maus eins wurde zu einer bestimmten Tageszeit gefüttert, Maus zwei konnte ihr Futter fressen, wann immer sie Lust dazu hatte. Sie ahnen schon: Maus eins, die intervallfastende Maus also, ist die schlanke auf dem Bild, Maus zwei die fette. Es ist auch diesem sehr eindrücklichen Bild (und der dazugehörenden Studie) zu verdanken, dass das intermittierende Fasten so viel Aufmerksamkeit geerntet hat – in der Wissenschaft, aber auch weit darüber hinaus.

Das intermittierende Fasten passt ideal in das Bild von Diät, das ich vor Augen und in einem der vorangegangenen Kapitel bereits beschrieben habe. Es passt in das Bild einer Diät, die eine Umstellung des Lebensstils mit allen daraus resultierenden gesundheitlichen Vorteilen bezweckt. Dieser Lebensstil setzt, wie ebenfalls schon beschrieben, auf Intervallfasten, mehr Bewegung und eine gesunde, ausgewogene Ernährung. Nur in dieser Kombination ist das intermittierende Fasten auf lange Sicht erfolgreich und wirkt nachhaltig auf Gewicht, Gesundheit und Fitness. Und nur in dieser Kombination ist das Intervallfasten als dauerhafte, grundsätzlich endlose Diät auch wirklich sinnvoll und den meisten Menschen vom medizinischen Standpunkt anzuraten. Als kurzfristige Diät im Sinne eines Abnehmenwollens gibt es dagegen durchaus wirkungsvollere Methoden, die schnellere und spektakulärere Erfolge zeitigen. Allerdings auch flüchtige.

Aus der Praxis

☞ **„Ich brauche nicht mehr als eine Uhr"**

Herr H., 36 Jahre, –16 kg, 16:8

Jahrelang hat mir mein Patient, Herr H., Sorgen gemacht. Er war übergewichtig, bewegte sich zu wenig, hatte einen stressigen Job. Eine Reihe von Risikofaktoren für das Herz also, weshalb ich ihm immer wieder nahegelegt habe abzunehmen. Diät wollte Herr H. aber keine machen, erst für die 16:8-Methode habe ich ihn gewinnen können.

Herr H., warum haben Sie so lange für die Entscheidung gebraucht, abnehmen zu wollen?

Herr H.: Das ist einfach: Ich hasse Diäten! Diäten haben immer mit Verzicht zu tun, Essen ist für mich aber in erster Linie Genuss. Deshalb musste ich erst begreifen, dass Intervallfasten nach der 16:8-Methode keinen Mehraufwand bedeutet, sondern mein Leben erleichtert – im wahrsten Sinn des Wortes. Und alles, was ich dafür brauche, ist eine Uhr.

Was hat aber den Ausschlag gegeben, Gewicht reduzieren zu wollen?

Herr H.: Trotz meines Gewichts waren meine Blutwerte immer top, vor einem Jahr aber stimmten plötzlich die Zucker-, Cholesterin- und Leberwerte nicht mehr. Das war für mich der Knackpunkt, die Angst vor Diabetes und Fettleber waren der Motivationsschub, den ich gebraucht habe, um etwas zu ändern.

Sie haben darauf gepocht, dass diese Veränderung einfach sein müsse und nicht zu viel Zeit in Anspruch nehmen dürfe, deshalb haben wir es mit Intervallfasten versucht.

Herr H.: Das Wichtigste gleich vorweg: Es funktioniert, ist einfach umzusetzen und ich muss auf nichts verzichten. In den

16 Fastenstunden trinke ich möglichst viel Tee und Wasser, in den acht Stunden, in denen ich esse, gönne ich mir alles, worauf ich gerade Lust habe. Ich denke gar nicht an Diäten.

Hat sich Ihre Ernährungsweise auch sonst verändert?

Herr H.: Nicht bewusst, aber meine Frau und meine Kinder sagen mir immer, ich würde jetzt bewusster essen. Es ist eigenartig, aber auf bestimmte Dinge habe ich kaum noch Lust. Früher habe ich jeden Tag ein Nutellabrot gegessen, jetzt steht mir danach nur mehr selten der Sinn, obwohl ich es mir nicht verbiete.

Und wie schaut Ihr Leben jetzt aus?

Herr H.: Ich habe 16 Kilogramm abgenommen, stelle mich nicht mehr auf die Waage, trage eine neue Konfektionsgröße, fühle mich besser, die Blutwerte sind wieder top. Und auf den Berg hinauf keuche ich auch nicht mehr.

Was sagt die Wissenschaft?

In der Literatur zum Intervallfasten kommen meist Praktiker zu Wort, jene also, die selbst intermittierend fasten und von ihren Erfahrungen berichten. Man liest von Menschen, die endlich wieder selbst ihre Schuhe binden können, von solchen, die nach langen Jahren, in denen sie nur Jogginghosen getragen haben, endlich wieder in eine Jeans passen. Der erfreuliche Grundtenor dieser Erfahrungsberichte ist: Du musst dich nicht mehr verstecken. Weder hinter den Mauern deiner Wohnung noch unter Kleidung im XXXL-Format.

Für jeden Praktiker sind solche Erfahrungsberichte ein enormer Motivationsschub, für die Wissenschaft dagegen nur eine Randnotiz. Schließlich werden Wissenschaftler schon fast automatisch skeptisch, wenn sie Trends und Hypes auf den Grund gehen (müssen). Das ist beim intermittierenden Fasten anders. Gerade weil diese Diät auf wissenschaftlichen Grundlagen entwickelt worden war, noch bevor sie gesellschaftlich Wellen geschlagen hat, musste sie nicht mit dem dicken Minus starten, unter dem Mode- und Trenddiäten sonst in der Forschung zu leiden haben. Und so gibt es heute zahlreiche Studien, ja sogar einzelne Langzeitstudien, die sich mit dieser speziellen Variante des Fastens oder mit dem Fasten an sich befassen. Die meisten dieser Studien haben einen praktischen Hintergrund, und wie wir schon in der Beschreibung der medizinischen Wirkungen des Fastens gesehen haben, liefern die Studien auch immer wieder einen weiteren Baustein zum besseren Verständnis der hochkomplexen Prozesse in unserem Körper.

Schaut man mit einem kritischen Auge auf die wissenschaftliche Literatur, müssen wir aber auch sagen: Ein einheitliches Forschungsbild ergibt sich (noch) nicht, vielmehr gibt uns Medizinern das (Intervall-) Fasten nach wie vor Rätsel auf. So verstehen wir noch nicht im Detail, wie regelmäßige, mehr oder weniger ausgedehnte Pausen zwischen den Mahlzeiten das Risiko von chronischen Krankheiten zu senken scheinen. So hat man zwar mehrfach positive Auswirkungen auf Diabetes Typ 2, auf Herz-Kreislauf-Erkrankungen und sogar auf Krebs zutage gefördert, wissenschaftlich valide Studien mit generalisierbaren Ergebnissen gibt es bislang aber noch nicht. Insofern bleibt Raum für Beobachtungen und praktische Erfahrungen, es bleibt aber auch Raum für Spekulationen, für Thesen und auch für Versuche, mit denen etwa gezeigt wurde, dass das intermittierende Fasten das Leben verlängert – das von Mäusen allerdings.

Wissen

☞ **Forschung an Mäusen**

Ist es eine gute Nachricht für uns, wenn Fasten das Leben von Mäusen verlängert? Grundsätzlich ja. Mäuse werden in der Forschung sehr häufig verwendet, weil ihr Erbgut erstaunliche Ähnlichkeiten mit dem menschlichen aufweist. So stimmen die Gene von Maus und Mensch zu etwa 98 Prozent überein. Vor allem der Stoffwechsel der Maus ist sehr gut mit jenem des Menschen vergleichbar, zudem leiden Mäuse unter ähnlichen Krankheiten wie Menschen: Diabetes, Entzündungen, ja sogar Krebs. Allerdings haben Tierversuche ihre Grenzen, Erkenntnisse sind nicht eins zu eins auf den Menschen übertragbar. Für die Grundlagenforschung – und die ist in Sachen Fasten am Laufen – liefern Versuche an Mäusen aber wichtige Aufschlüsse.

Einmal mehr gibt es eine Kluft zwischen Praktikern und Wissenschaftlern, zwischen jenen also, die bestimmte Zusammenhänge beobachten, und jenen, die sie allgemein nachweisen und letztgültig erklären müssen. Trotzdem können wir ein paar wissenschaftlich gestützte Aussagen zum Intervallfasten treffen:

- Intermittierendes Fasten hat eine positive Wirkung auf die Gesundheit. Alle vorliegenden Studien unterstreichen diesen Zusammenhang.
- Die meisten für das Fasten nachgewiesenen positiven Auswirkungen auf die Gesundheit scheinen sich auch auf das Intervallfasten übertragen zu lassen.

- Mit intermittierendem Fasten kann man erfolgreich abnehmen. Verschiedene Studien weisen gar darauf hin, dass bei dieser Art des Abnehmens weniger Muskelmasse abgebaut wird als bei anderen Diäten. Heißt im Umkehrschluss: Das durch das Intervallfasten entstehende Energiedefizit würde – wenn sich die Studienergebnisse als verallgemeinerbar erweisen – fast ausschließlich oder doch zumindest zu einem großen Teil über die Fettreserven ausgeglichen.
- Negative Nebenwirkungen des Intervallfastens sind bis heute keine nachgewiesen worden.

In aller Kürze

- In den letzten Jahren ist zur spirituellen auch eine gesundheitliche Komponente des Fastens gekommen. Essenspausen – darauf deuten wissenschaftliche Studien hin – haben beeindruckende medizinische Wirkungen: Fettreserven werden abgebaut, das Risiko, an Herz-Kreislauf-Erkrankungen zu erkranken, wird gesenkt, Herz und Gefäße werden geschont, Magen und Darm entlastet, der Insulinspiegel wird dauerhaft gesenkt, die Produktion von Wachstumshormonen angekurbelt, der Alterungsprozess gebremst. Sogar auf das Gehirn scheint das Fasten leistungsfördernd zu wirken.
- Alle diese Vorteile kann man auch im Zuge eines konsequenten Intervallfastens beobachten. Dieses ist damit ein wichtiger Baustein einer gesunden Lebensweise, sollte aber mit mehr Bewegung und ausgewogener, maßvoller Ernährung kombiniert werden. Nur dann ist das Intervallfasten als dauerhafter Lebensstil auch aus medizinischer Sicht zu befürworten.
- Reduziert man das Intervallfasten auf das Abnehmen, gilt zu sagen, dass dieses ursprünglich nur ein – wenn auch positiver – Nebeneffekt

war. Für schnelle und spektakuläre Abnehmerfolge sind Radikaldiäten wohl eher die geeigneten Mittel, Intervallfasten sorgt aber in Kombination mit ausreichend Bewegung und richtiger Ernährung für ein dauerhaftes Halten des Idealgewichts.

FÜR WELCHE VARIANTE DES INTERVALLFASTENS SOLL ICH MICH ENTSCHEIDEN?

Stunden oder Tage: Welche Varianten des Intervallfastens gibt es?

Wie wir schon ausführlich gesehen haben, liegt das Geheimnis des Intervallfastens im namengebenden Intervall, in den Essenspausen also, die wir zwischen den Mahlzeiten einlegen. Diese Pausen müssen eine bestimmte Länge haben, damit sie auch wirklich die gesundheitlichen (Abnehm-)Wirkungen entfalten können, die dem Fasten zugeschrieben werden. Wir müssen, auch das habe ich bereits im Detail beschrieben, dem Körper die Zeit geben, vom Glukose- in den Fettstoffwechsel zu schalten, damit der Insulinspiegel dauerhaft sinken kann und damit die Fettröllchen nach und nach schwinden. Die berechtigte Frage ist nun: Wie lege ich diese Pausen an? Wie gestalte ich den Rhythmus zwischen Essen und Fasten so, dass er für meine Gesundheit ideal ist? Von der Antwort auf diese beiden Fragen hängt letztendlich die Variante des Intervallfastens ab, für die Sie sich entscheiden. Denn diese Varianten unterscheiden sich darin, ob man nun stunden- oder tageweise fastet, ob man das intermittierende Fasten demnach auf den Tag verteilt oder auf die ganze Woche.

Wissen

☞ **Wer isst wann?**

Wie tief sich die Einteilung des Tages nach drei Mahlzeiten im Laufe von Generationen auch sozial eingeprägt hat, zeigt ein Blick auf die Esskulturen in Europa. Egal, wo man sich aufhält: Alles ist auf Frühstück, Mittag- und Abendessen ausgerichtet. Allerdings gibt es enorme Unterschiede, wann die Mahlzeiten eingenommen werden, und dabei eine Tendenz zu einer Nord-Süd-Verschiebung. Je weiter südlich in Europa, desto später wird gegessen. Während man also im Norden und in der Mitte des Kontinents dazu tendiert, gegen 12.00 Uhr zu Mittag zu essen und zwischen 18.00 und 20.00 Uhr zu Abend, schiebt man die Mahlzeiten in Italien auch schon einmal auf 13.30 oder 14.00 Uhr bzw. auf 20.30 oder 21.00 Uhr. In Spanien schließlich kommt das Mittagessen dem nordischen Abendessen zeitlich gefährlich nahe. Hier setzt man sich erst gegen 15.00 oder 16.00 Uhr an den Mittagstisch, Abendessen gibt es dafür erst zwischen 22.00 und 23.00 Uhr.

Die 16:8-Methode

Entscheidet man sich dafür, über den Tag verteilt intermittierend zu fasten, dann wählt man die sogenannte 16:8-Methode aus. Schon die Bezeichnung macht klar, nach welcher Formel sich dieses Intervallfasten richtet: 16 Stunden fasten, acht Stunden (weitgehend) freie Fahrt. Diese Methode gilt als jene, die sich am leichtesten in den Alltag einbauen lässt und keine zu tiefgreifenden Änderungen der eigenen Gewohnheiten mit sich bringt. Wer etwa gern ins Restaurant geht, kann dies ohne Weiteres auch weiterhin tun. Und auch Einladungen oder Geschäftsessen lassen sich überstehen, ohne in ernste Erklärungsnot zu kommen und allzu Privates preisgeben zu müssen.

Konkret geht es bei der 16:8-Methode darum, dass man täglich zwischen zwei Mahlzeiten eine mindestens 16-stündige Pause einlegt, in der man nicht – oder nur sehr eingeschränkt, aber dazu später mehr – isst. Man kann also beispielsweise auf das Abendessen verzichten, damit die 16-stündige Pause zwischen Mittagessen und Frühstück liegt. So beendet man etwa um 14.00 Uhr sein Mittagessen, danach bleibt der Ofen in Sachen Nahrungszufuhr bis 6.00 Uhr morgens aus. Nach dieser Uhrzeit kann gefrühstückt werden, sogar eine gesunde, kleine Zwischenmahlzeit bis zu Mittag geht sich aus. Wer dagegen lieber auf das Frühstück verzichtet, legt die 16 Fastenstunden auf die Zeit zwischen Abend- und Mittagessen. Auch hier genügt ein kurzer Blick auf die Uhr. Nehmen wir zum Beispiel an, Sie schlucken um 20.30 Uhr den letzten Bissen Ihres Abendessens und pausieren bis 12.30 Uhr, dann haben Sie Ihre 16-Stunden-Frist eingehalten. Das Mittagessen geht sich also locker aus.

Tipp

☞ **Wann essen, wann fasten?**

Legen wir unserem 16:8-Zeitplan einen für den deutschen Sprach- und Kulturraum typischen Tagesablauf zugrunde, ergeben sich folgende Essens- und Fastenintervalle, je nachdem, ob man auf das Frühstück oder das Abendessen verzichtet.

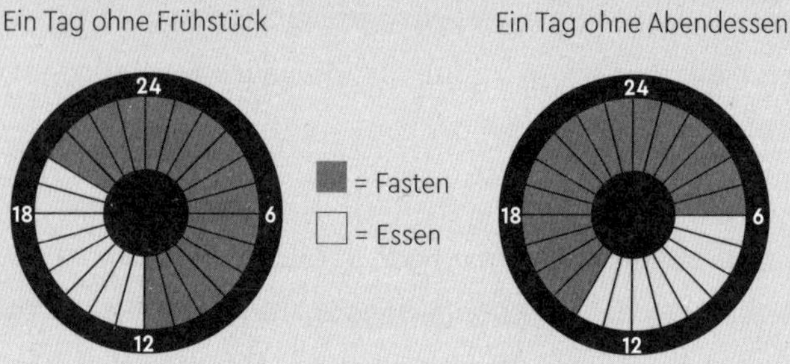

Sie merken schon: Je nach Mahlzeit, auf die Sie künftig verzichten wollen, verschiebt sich das Intervall, in dem Sie essen können. Egal aber, ob sie nun abends oder in der Früh Verzicht leisten, das Mittagessen wird in beiden Varianten beibehalten. Der Grund dafür ist einfach: So uneinig sich Forscher über vieles andere in der Ernährung sind, so einig sind sie sich mittlerweile darüber, dass das Mittagessen die wichtigste Mahlzeit des Tages ist. Vorbei sind also die Zeiten, in denen dieser Titel noch dem Frühstück zustand. Das hat auch damit zu tun, dass wir tagsüber einen Energieschub durchaus brauchen können, weil wir ja leistungsfähig sein und bleiben müssen. Da kommt das Mittagessen gerade recht.

Das Frühstück, einst unumstrittener König, steht beim Intervallfasten also als eine von zwei möglichen Mahlzeiten auf der Streichliste. Auf welche dieser beiden Mahlzeiten man nun am besten verzichten sollte, ist wissenschaftlich aber nicht letztgültig geklärt. Einiges spricht für den Verzicht aufs Abendessen, weil man dadurch den Blutzuckerspiegel senken kann und dieser die Nacht über niedrig bleibt. Einen ähnlichen Effekt erreicht man aber auch, wenn man abends etwa auf Kohlenhydrate verzichtet. Apropos Kohlenhydrate: Der Verzicht aufs Frühstück birgt nach Ansicht einiger Mediziner und Ernährungswissenschaftler die Gefahr, dass wir in die Kohlenhydratfalle tappen. Fehle das Frühstück, so die nicht unumstrittene These, steige dadurch die Gefahr, dass man abends zu viel Kohlenhydrate und damit zu viele Hochenergie-Nährstoffe zu sich nimmt. Die Folge wäre ein ansteigender Blutzuckerspiegel, der mangels Verbrennung in der Nacht auch hoch bleibt. Das Deutsche Diabetes-Zentrum geht deshalb davon aus, dass die Gefahr, an Diabetes Typ 2 zu erkranken, mit dem Verzicht aufs Frühstück steigt. So logisch und beeindruckend das auch klingt: Groß angelegte Studien mit verallgemeinerbaren Ergebnissen zu diesem Zusammenhang gibt es nicht, und es finden sich durchaus auch Wissenschaftler, die für den Verzicht aufs Frühstück plädieren.

Eine eindeutige, von allen geteilte Position der Wissenschaft, ob man nun auf das Frühstück oder das Abendessen verzichten sollte, fehlt demnach. Man könnte anfügen „noch" und auf die derzeit noch zu geringe Datenlage verweisen, auf Studien, die noch kommen, und solche, die am Laufen sind. Nur: Es wäre durchaus auch denkbar, dass es eine auf alle Individuen verallgemeinerbare wissenschaftliche Festlegung in dieser Materie nie geben wird, weil die Wirkung auf den Insulinspiegel weit komplexer ist, als bisher gedacht. So lassen mittlerweile vorliegende Studien vermuten, dass Insulin nicht bei jedermann gleich wirkt, dass es also verschiedene Insulin-Typen gibt. Je nach Insulin-Typ wäre es dann für manch einen besser, auf das Frühstück zu verzichten, andere legten besser abends eine Essenspause ein.

Bei dieser unübersichtlichen, vor allem aber unklaren wissenschaftlichen Datenlage ist meine Empfehlung eine einfache: Die Entscheidung, welche Mahlzeit Sie retten und welche Sie streichen wollen, bleibt Ihnen selbst überlassen und hängt ganz wesentlich von Ihren individuellen Vorlieben und Ihrem täglichen Rhythmus ab. Wichtig ist nur: Halten Sie sich an ein durchgängiges Muster und die vorgeschriebenen Essenspausen dann auch wirklich täglich ein. Nur so kann das Intervallfasten zur Gewohnheit und zum Teil der täglichen Routine werden, nur so kann sich der Organismus langfristig auf den neuen Rhythmus einstellen, und nur so bleibt tagsüber auch das Hungergefühl aus, das uns sonst das Leben – oder zumindest das Intervallfasten – schwer macht. Nachdem ich diese Regel nun aufgestellt und Sie zu Konsequenz gemahnt habe, komme ich auch gleich mit der Ausnahme. Ganz zu eng darf man es auch nicht sehen! Sollten Sie beispielsweise geschäftlich zum Brunch müssen, können Sie die 16 Fastenstunden einfach verschieben – solange solche Verschiebungen die Ausnahme bleiben und nicht zur Regel werden.

Und erlauben Sie mir noch einen Hinweis: Intermittierendes Fasten wird meist damit beworben, dass man außerhalb der Fastenintervalle essen könne, was und wie viel man wolle. Im Grunde stimmt dies natürlich, weil man beim Intervallfasten von den gesundheitlichen Wirkungen des Fastens profitiert. Allerdings sollte man diese nicht konterkarieren, indem man sich den Bauch sinn- und konzeptlos vollschlägt. Vielmehr entfaltet das Intervallfasten dann sein ganzes Potenzial, wenn man es mit einer ausgewogenen, gesunden, maßvollen Ernährung kombiniert. Und das heißt mit einer Ernährung ohne allzu fette, zuckerreiche oder gesalzene Speisen, mit viel Obst und Gemüse und einer akzeptablen Portion an Kohlenhydraten und Proteinen. Aber dazu gibt es ein eigenes Kapitel.

Die 5:2-Diät

Erstreckt sich das intermittierende Fasten über die ganze Woche, lautet eine der beiden möglichen Erfolgsformeln 5:2. Die Fünf steht dabei für die Anzahl der Tage, an denen man sich wie gewohnt ernähren darf. Auch hier gilt natürlich dieselbe Einschränkung, die wir auch schon bei der 16:8-Methode gemacht haben. „Wie gewohnt" kann heißen, ohne Rücksicht auf Verluste, es sollte aber heißen: gesund und ausgewogen. Mit einer solchen Ernährungsweise setzt man auf die gesundheitliche Wirkung des Intervallfastens noch eine Schippe drauf, und der Abnehmerfolg fällt nicht nur eindrücklicher aus, sondern wird auch ein dauerhafter sein.

Tipp

☞ Ess- und Fasttage

Außer im Urlaub sind Wochenabläufe in unserer Gesellschaft weitgehend stabil. So gilt für die meisten von uns eine 5-Tage-Woche, während die beiden Tage am Wochenende genutzt werden, um auszuspannen. Es ist deshalb anzunehmen, dass man sich bei der 5:2-Methode nicht gerade Samstag und Sonntag als Fasttage aussuchen und diese stattdessen auf die Werktage legen wird. Wichtig ist nur: Haben Sie einmal entschieden, an welchen Tagen Sie fasten, sollten Sie diesen Rhythmus beibehalten, damit sich Ihr Körper daran gewöhnen kann. Ein möglicher Wochenrhythmus von Ess- und Fasttagen kann demnach wie folgt aussehen:

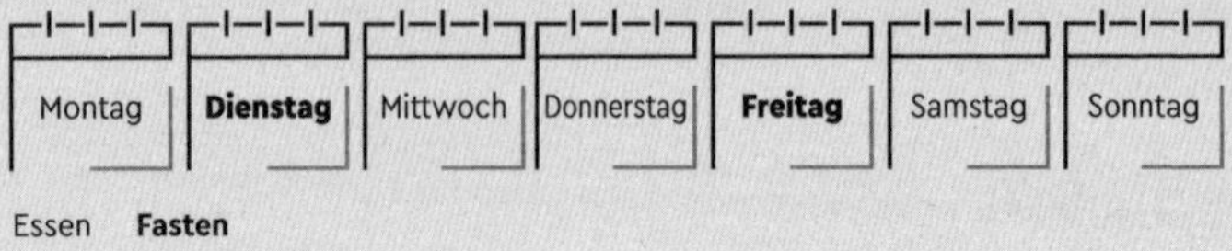

Trotz dieser Einschränkung sind die fünf Tage die „einfachen“ in der Woche, schwieriger einzuhalten sind die beiden Fasttage, an denen man die Nahrungsaufnahme (und damit die Energiezufuhr) auf ein Minimum drosselt oder gar ganz einstellt. Will man nicht radikal fasten, geht man davon aus, dass sich Männer mit rund 600 und Frauen mit rund 500 Kilokalorien pro Fasttag zufriedengeben sollten, sie also mit rund einem Viertel des gewöhnlichen Tagesbedarfs auskommen müssen. Um diese wenigen erlaubten Kilokalorien möglichst sinnvoll zu nutzen, werden von der Ernährungswissenschaft Gemüse, Naturreis, viel Proteine und noch mehr Flüssigkeit empfohlen, um ein Austrocknen des Körpers zu verhindern. Viele 5:2-Faster schwören dabei auf Gemüsebrühe, die sie mittags oder abends als Ersatz für eine volle Mahlzeit zu sich nehmen. Die Vorteile einer solchen Brühe liegen auf der Hand: Sie ist schmackhaft, kalorienarm, liefert eine Menge Flüssigkeit und wird im Idealfall aus saisonalem, heimischem Gemüse hergestellt. Das schont nicht nur den Magen, sondern auch die Umwelt. Ein weiterer Vorteil ist: Gemüsebrühe lässt sich durchaus auch „auf Halde“ produzieren. Einmal gekocht und portionsweise tiefgekühlt geht der tägliche Aufwand gegen null.

Das eingeschränkte Essen an den beiden Fasttagen ist allerdings die große Schwäche dieses Ansatzes, bedarf es doch nicht nur großer

Disziplin, sondern auch einiges an Rechenarbeit. Schließlich muss man sich stets bewusst machen, wie viele Kilokalorien man bereits zu sich genommen hat, wie viele noch ausständig sind, womit man diese am besten abdeckt und welche Mengen man dafür zu sich nehmen darf. Einfacher ist da schon, wenn man die beiden Fasttage zu vollständigen Fasttagen erklärt, also nur Wasser trinkt und nichts isst. Das ist allerdings eine enorme Herausforderung für den Kopf, und es bedarf eiserner Disziplin, um eine solche Diät durchzuhalten. Das haben auch wissenschaftliche Studien gezeigt. Die Hypothese dabei war, dass sich ein Gewöhnungseffekt einstellen sollte, das Hungergefühl an den Fasttagen über die Zeit also geringer und irgendwann ganz verschwinden würde. Die Studien die vorliegen, konnten diese Hypothese nicht bestätigen. Im Gegenteil: Von allen Probanden wurde der Hunger als belastend eingestuft, alle gaben zudem an, dass sich das Hungergefühl nicht verflüchtigte. Wie gesagt: Man braucht einen sturen Schädel und einen ganzen Haufen Disziplin, um die beiden Fasttage ohne jegliches Essen durchzuhalten.

Aus der Praxis

☞ **„Der Hüftspeck ist weg, auch bei meinem Mann"**

Frau K., 60 Jahre, −13 kg, 5:2

Nach den Wechseljahren hat meine Patientin Frau K. stark zugenommen. So stark, dass sie selbst etwas dagegen unternehmen wollte. Mit klassischen Diäten war Frau K. gescheitert, erst mit dem 5:2-Intervallfasten hat sie nun Erfolg – wenn auch nicht ganz so viel wie ihr Mann.

Frau K., Sie sind die, die intermittierend fastet, Ihr Mann aber der, der noch mehr abnimmt als Sie. Wie geht das denn?

Frau K. (*lacht*): Das verstehe ich selbst am wenigsten. Seit ich vor zwei Jahren angefangen habe, intermittierend zu fasten, fastet mein Mann solidarisch mit. Sein Hüftspeck ist mittlerweile komplett weg, obwohl er's nicht ganz so genau nimmt wie ich.

Abgesehen von der innerfamiliären Konkurrenz sind Sie mit dem Ergebnis des Intervallfastens aber zufrieden, oder?

Frau K.: In jedem Fall! Ich habe 13 Kilogramm abgenommen, und das Intervallfasten ist die erste Diät, die ich länger durchhalte. Sie ist mir wie auf den Leib geschneidert, auch weil sie sich problemlos mit meinem Arbeitsalltag vereinbaren lässt.

Was heißt das genau?

Frau K.: Ich habe an meinem Arbeitsplatz ganz unterschiedliche Schichten abzudecken, arbeite manchmal in der Früh, manchmal in die Nacht hinein. Da ist das 5:2-Fasten ideal, weil es von meinen Arbeitszeiten unabhängig ist.

Wie funktioniert das Fasten bei Ihnen konkret?

Frau K.: Angefangen habe ich mit einem Tag in der Woche, an dem ich nur Flüssiges zu mir genommen habe. Das heißt: Ich trinke viel Wasser, Tee, ab und zu auch einen Gemüse-Smoothie oder eine Gemüsebrühe. Sonst nichts. Und weil mir das nichts ausgemacht hat, habe ich das Fasten auf zwei Tage pro Woche ausgedehnt. Oder besser: wir. Mein Mann hat anfangs nur mitgefastet, wenn er Lust dazu hatte. Mittlerweile hat er das offensichtlich immer ...

Und an den restlichen fünf Tagen?

Frau K.: ... essen wir ganz normal. Wenn ich Lust habe, genehmige ich mir durchaus auch ein Stück Kuchen zum Kaffee. Obwohl ich's mir nicht verbiete, verspüre ich diese Lust aber nur mehr höchstens einmal in der Woche. Wenn ich da an die Heißhungerattacken auf Süßes denke, die ich früher hatte – die sind gänzlich verschwunden.

Trotzdem ist die hier beschriebene, beim modernen Intervallfasten angewandte 5:2-Methode so etwas wie die Light-Version der ursprünglich in den USA zur Krebsprävention entwickelten Variante: der 2-Tage-Diät. Anders als bei der 5:2-Methode müssen die beiden Fasttage pro Woche bei dieser Diät aufeinanderfolgen. An diesen beiden Tagen wird auf eine „low carb, high protein"-Diät gesetzt, also auf möglichst wenige Kohlenhydrate, dafür aber auf eine eiweißreiche Nahrung, die den Muskelabbau vermindern soll. Eier, Milch und Milchprodukte, Gemüse, Obst und Tofu, Fisch und Geflügelfleisch sind also erlaubt – in der vorgeschriebenen Menge, selbstverständlich. Gemeinsam mit einer mediterranen Ernährung an den restlichen fünf Tagen der Woche sorgt diese Diät dafür, dass die Anwender ihr Gewicht (und damit auch das Krebsrisiko) dauerhaft reduzieren konnten.

Anders als die lockerere 5:2-Methode greift die 2-days-diet sehr viel weitreichender in die Lebensgewohnheiten der Anwender ein, die Quote derer, die aufgeben, liegt deshalb tendenziell höher als bei der Light-Version. Allerdings liegt auch der Nachteil Letzterer gegenüber Ersterer auf der Hand: Ein spektakuläres Abnehmen ist mit dieser Diät kaum möglich, sehr wohl aber ein langsames, stetiges und dauerhaft wirksames.

Alternierendes Fasten

Obwohl diese Form des intermittierenden Fastens kaum Anhänger hat, sind ihre Wirkungen wissenschaftlich besser belegt, als die aller anderen Intervallfasten-Methoden. Eine solche Diskrepanz ist schwer zu erklären, aber wohl darauf zurückzuführen, dass sich die Wissenschaftler von dieser Methode die größten Wirkungen in der kürzest möglichen Zeit erwarten. Das erhöht wiederum die Chance, dass die durchgeführten Studien mit wirklich messbaren Ergebnissen aufwarten können, Publikationen darüber also auch eher Platz in den einschlägigen Fachblättern finden. Dass damit allerdings wenig Praxiswirkung erzielt wird, kommt in dieser Überlegung zu kurz.

Wie dem auch sei: Auch das alternierende Fasten kommt aus den USA und ist dort als „Every-other-day-diet" bekannt. Die An-jedem-zweiten-Tag-Diät ist fast schon selbsterklärend. An einem Tag wird normal und gänzlich ohne Tabus gegessen, am nächsten schraubt man die Energieaufnahme über die Ernährung auf ein Viertel zurück. Wer sich also für diese Version des Intervallfastens entscheiden sollte, kann alle Tipps und Hinweise aus dem Abschnitt zur 5:2-Diät beherzigen, es gibt keine wesentlichen Unterschiede. Drei seien hier allerdings doch genannt: Erstens ist diese Diät überaus einschneidend, fastet man doch an drei oder sogar vier Tagen in der Woche, zweitens ist sie dadurch selbstverständlich überaus effizient, wenn es ums Abnehmen geht, und drittens ist sie wegen der vielen Fasttage auch schwer mit dem gewohnten sozialen Leben in Einklang zu bringen.

Dass das alternierende Fasten deshalb eine dauerhaft praktikable Lösung ist, würde ich persönlich bezweifeln, auch weil die Gefahr einer Mangelernährung sehr groß ist. Als einzige Variante des Intervallfastens würde ich deshalb dazu raten, diese mit einem klaren

Ablaufdatum zu versehen und sie etwa dann zu beenden, wenn das mithilfe eines Arztes angepeilte Wunschgewicht erreicht ist. An diesem Punkt sollte man auf eine weniger weitreichende Version des intermittierenden Fastens umsteigen, sich also nach der 16:8- oder der 5:2-Diät richten, um dauerhaft gesundheitlich von der neuen Ernährungsweise zu profitieren und nicht den gegenteiligen Effekt zu riskieren: auf Dauer krank und schwach zu werden.

Welche Methode passt zu wem?

Die Frage danach, welche der drei hier beschriebenen Varianten des Intervallfastens die beste ist, muss unbeantwortet bleiben. Es gibt schlicht und ergreifend keine. Vielmehr hängt die Entscheidung, ob man nun 16:8, 5:2 oder doch alternierend fastet, von den eigenen Vorlieben, dem eigenen Lebensrhythmus, den eigenen Stärken und Schwächen ab. Letztere sind vor allem dann abzuwägen, wenn man sich für ein alternierendes Fasten entscheiden sollte, weil doch einiges an Willenskraft aufzuwenden ist, will man nur noch jeden zweiten Tag „normal" essen und an den anderen Tagen praktisch nur mehr mit einer leichten Mahlzeit auskommen. Also: Wie sollte man vorgehen, wenn es an die Wahl der individuell besten Methode des Intervallfastens geht?

Schritt 1: Konsultieren Sie Ihren Arzt!

Glauben Sie mir: Auch Ihr Arzt kann Ihnen die Entscheidung für eine der drei Intervallfasten-Varianten nicht abnehmen. Warum sollten Sie sich aber trotzdem mit ihm absprechen? Ganz einfach: Grundsätzlich sollte vor Beginn jeder Fastenkur – und dazu zähle ich auch das Intervallfasten – mit einem Arzt abgeklärt werden, ob es medizinische Kontraindikationen gibt und ob die physische Konstitution ein Fasten, auch wenn es nur ein intermittierendes ist, überhaupt zulässt. Der Tipp, zuerst zum Arzt zu gehen, gilt natürlich vor allem für Angehörige einer Risikogruppe, also für Senioren, für chronisch Kranke, für Diabetiker, Bluthochdruck-Patienten oder Ähnliche. Das gesundheitliche Risiko des Intervallfastens ist für einigermaßen fitte, gesunde Menschen zwar denkbar gering, ist die Gesundheit aber in irgendeiner Art angeschlagen, sollte man doch auf Nummer sicher gehen.

Schritt 2: Checken Sie Ihren Tagesablauf!

Hat man einmal grünes Licht von ärztlicher Seite und ist motiviert genug, das Intervallfasten anzugehen, sollte man seinen Tagesablauf einer kritischen Prüfung unterziehen. Wie oft am Tag sind Sie gewohnt zu essen? Wann essen Sie? Wo essen Sie? Mit wem essen Sie? Aus den Antworten auf diese Fragen schaffen Sie es vielleicht, sich einem der folgenden Profile zuzuordnen.

- Der **Familienmensch:** Gehört es für Sie zur Routine, mindestens einmal am Tag mit der Familie zu essen, dabei mit Partner und Kindern zu plaudern, Neuigkeiten auszutauschen und sich ausgiebig zu unterhalten? In diesem Fall dürfte es Ihnen schwerfallen, auf eine solche Gewohnheit gänzlich zu verzichten, weshalb weder das 5:2-Modell noch das alternierende Fasten ideal sind. Beide würden an Fasttagen erfordern, dass Sie am Tisch sitzen und ein karges Mahl verzehren, während rund um Sie herum in vollen Zügen genossen wird. Und weil optische und olfaktorische Stimuli das Fasten nun einmal deutlich erschweren, würde dies enorm viel Willenskraft verlangen. Also: Versuchen Sie es lieber mit der 16:8-Methode, und legen Sie die Essensphase so, dass die gemeinsame Mahlzeit mit Ihren Lieben genau hineinfällt.

- Der **Geschäftsesser:** Geschäftsbeziehungen werden immer noch (und wohl noch für eine ganze Weile) auch am Tisch geknüpft und erhalten. Deshalb gibt es Menschen, die berufsbedingt an etlichen Tagen in der Woche im Restaurant sitzen, um mit Geschäftspartnern zu essen. Weil es in einem solchen Fall auffallend und für die Gesprächspartner irritierend wäre, wenn man statt zu essen nur ein Glas Wasser schlürfen würde, empfiehlt sich auch hier, auf das alternierende Fasten zu verzichten. Und wohl auch auf die 5:2-Variante. Besser mit einem solchen Rhythmus vereinbar ist die 16:8-Methode, vor allem dann, wenn man auf das Frühstück verzichtet. Dann wäre nur mehr ein Brunch für den eigenen Fastenrhythmus hinderlich, allerdings könnte die Fastenphase an solchen Ausnahmetagen auch nach hinten verschoben werden.
- Der **Kinderernährer:** Haben Sie Kinder, wissen Sie: Das Fasten dürfte Ihnen schwerfallen, weil Sie schließlich für täglich drei Mahlzeiten Ihrer Kinder sorgen müssen. Für sie zu kochen, ohne auch nur kosten zu dürfen, ist schwer genug, deshalb ist hier wohl ein 5:2-Ansatz der am einfachsten umsetzbare. An fünf Tagen in der Woche können Sie für Ihre Kinder kochen, ohne sich zurückhalten zu müssen, an den restlichen beiden heißt es dafür, Verzicht zu üben. Die beiden Fasttage können Sie aber strategisch so legen, dass sie am wenigsten wehtun. Vielleicht sind Ihre Kinder ja an zwei Tagen in der Woche ganztags in der Schule und essen mittags in der Mensa. Oder vielleicht löst Sie Ihr Partner am Wochenende beim Kochen ab.
- Der **Frühstücker:** „Ohne Frühstück komme ich nicht in die Gänge." Wie oft hört man diesen Satz? Doch auch wenn ich glaube, dass sehr viel von der Gewohnheit abhängt, glaube ich auch, dass es Menschen gibt, für die das Frühstück ein unverzichtbarer Bestandteil des

täglichen Aufwachrituals ist. Sie können nicht in kurzer Zeit von null auf hundert schalten, sondern brauchen eine Anlaufzeit, die ihnen durch ein ausgiebiges Frühstück gewährt wird. Und dazu kommt ein Energieschub, der hilft, in den Tag zu starten. Wenn Sie so ein Frühstücker sind, werden Sie mit dem alternierenden oder dem 5:2-Modell Schwierigkeiten haben, weil Sie an mehreren Tagen in der Woche auf Ihr Ritual verzichten müssen. Daher empfehle ich, es nach der 16:8-Methode zu versuchen und auf das Abendessen zu verzichten. Dann können Sie in der Früh kräftig zubeißen – und das jeden Tag.

- Der **Mittagsfaster:** Wer mittags lieber im Büro sitzt, als in irgendeinem Restaurant, in der Mensa oder an einem Imbissstand essen zu gehen, wer also kein Problem damit hat, das Mittagessen ausfallen zu lassen, ist mit einem 5:2- oder mit alternierendem Fasten besser bedient als mit dem 16:8-Modell. Letzteres legt die Fastenzeit vor allem auf die Nacht, weshalb man mit dem Verzicht auf eine Mahlzeit – auf Abendessen oder Frühstück – über den Tag kommt. Die zwei verbleibenden Mahlzeiten kann man retten, ohne dass sich das auf die 16-Stunden-Fasten-Vorgabe auswirken würde. Nur das Mittagessen ausfallen zu lassen, ist mit 16 Fastenstunden nicht machbar, es sei denn, man steht um 6.00 Uhr vom Frühstückstisch auf und setzt sich erst um 22.00 Uhr zum Late-night-Dinner. Also: Wer mittags arbeitsbedingt fasten muss, würde mit dem 16:8-Modell die gesamte Energieaufnahme auf eine Mahlzeit (und ein paar Snacks) konzentrieren, was nicht ideal ist. Ganze Fasttage sind dagegen problemlos mit einem solchen Rhythmus zu vereinbaren. Noch ein Wort als Nachtrag: Vergessen Sie nicht, was wir über das Mittagessen gesagt haben: Es ist die wichtigste Mahlzeit des Tages. Vielleicht sollten Sie also grundsätzlich ihren Mittagspausenverzicht überdenken.

- Der **Nachtschwärmer:** Sie laufen erst abends zur Höchstform auf, wollen dann Freunde treffen, um die Häuser ziehen, gemeinsam Essen gehen oder sich um Mitternacht noch einen Snack gönnen? In diesem Fall scheidet das alternierende Fasten weitestgehend aus, weil Ihnen an jedem zweiten Tag am Abend die Energie ausgeht. Das 5:2-Modell ist dagegen mit einem nachtschwärmerischen Lebensstil durchaus zu vereinbaren, am besten dann, wenn man an den beiden Fasttagen aufs Ausgehen verzichtet. An den fünf verbleibenden Tagen muss man dann kaum Rücksicht nehmen, sollte aber natürlich auch nicht über die Stränge schlagen – aus medizinischen Gründen, versteht sich. Auch das 16:8-Modell ist für Nachtschwärmer durchaus praktikabel. Sie können auf das Frühstück verzichten und notfalls auch das Mittagessen auslassen (oder nach hinten verschieben), um die 16 Fastenstunden einzuhalten.
- Der **Gestresste:** Wer täglich körperlich und/oder geistig unter Dauerbelastung steht, trotzdem aber intermittierend fasten möchte, sollte von ganzen Fasttagen absehen. Schließlich brauchen Menschen, die nahezu pausenlos gefordert werden, auch eine möglichst stetige Energiezufuhr, damit sie keine Leistungseinbußen zu verzeichnen haben. In diesen Fällen würde ich zur 16:8-Methode raten, weil ein Großteil der Fastenzeit ohnehin verschlafen wird. Verzichtet man dann auch noch auf das Frühstück, kann man mittags nach den ersten Stunden Arbeit schon einmal den Energietank auffüllen und abends beim Essen vom Stress herunterkommen.
- Der **Sportler:** Sportler haben den Vorteil, dass sie mehr Energie verbrennen, als dies Bewegungsmuffel tun. Dadurch werden die gesundheitsfördernden Wirkungen des Fastens noch verstärkt, weil der Körper schneller vom Zucker- auf den Fettstoffwechsel umstellt.

Allerdings bedeutet dies auch, dass Sportler täglich mehr Energie brauchen, um ihre Leistung bringen zu können, weshalb ich von ganzen Fasttagen eher abrate. Sie bringen den Körper eines Sportlers an den Rand der Verausgabung, es sei denn, man legt an den Fasttagen auch Sportpausen ein. Auf diese kann man verzichten, wenn man nach der Formel 16:8 fastet. Dann kann man die Energiespeicher nach der 16-stündigen Fastenphase wieder auffüllen, der Körper bleibt also voll leistungsfähig. Was sonst noch alles zu beachten ist, wenn man als Sportler intermittierend fasten möchte, erkläre ich in einem eigenen Kapitel dieses Buches.

Schritt 3: Probieren Sie es aus!

Konnten Sie sich in einem der genannten Profile wiedererkennen? Falls ja, gut, falls nein, auch kein Problem. In jedem Fall nämlich empfehle ich als dritten Schritt das Trial-and-error-Verfahren, also am besten selbst auszuprobieren, welche Methode den eigenen Routinen, Vorlieben, Stärken und Schwächen am meisten entgegenkommt. Schließlich geht es immer um die Frage: Wie lange komme ich eigentlich ohne Essen aus? Für die, die noch nie gefastet haben, wird diese Frage aus dem Stegreif nicht zu beantworten sein, weil sie längere Essenspausen und den Tribut, den sie fordern, ja überhaupt nicht kennen. Deshalb empfehle ich allen, die sich keinem der obigen Profile zugeordnet haben, mit der 16:8-Methode zu beginnen. Sie bringt tendenziell den kleinsten Einschnitt in die Lebensgewohnheiten mit sich und hat daher die größten Aussichten auf dauerhaften Erfolg. Der Selbstversuch mit der 16:8-Methode sollte Ihnen zudem zeigen, welche Mahlzeit Sie am wenigsten vermissen, ob Sie also künftig dauerhaft auf das Frühstück oder das Abendessen verzichten wollen. Gesagt werden muss aber auch: Die 16:8-Variante des Intervallfastens ist nicht für alle geeignet. Die Praxis hat gezeigt, dass es Diätwillige gibt, die beim Ausprobieren des 16:8-Ansatzes merken, unbedingt dreimal täglich essen zu müssen – oder zumindest zu wollen. Diese Kandidaten können sich nicht dazu durchringen, auf Frühstück oder Abendessen zu verzichten, weshalb für sie eher die 5:2-Variante oder das alternierende Fasten der richtige Ansatz ist.

In aller Kürze

- Es gibt verschiedene Varianten des Intervallfastens, die sich dadurch unterscheiden, ob man nun stunden- oder tageweise fastet, ob man das intermittierende Fasten also auf den Tag verteilt oder auf die ganze Woche.
- Entscheidet man sich für einen täglichen Fast-Ess-Rhythmus, spricht man von der 16:8-Methode, bei der auf eine 16-stündige Fastenphase acht Stunden folgen, in denen man „normal" (das heißt für mich so viel wie gesund, ausgewogen und maßvoll) essen darf. Wer sich für dieses Modell entscheidet, verzichtet am besten entweder auf das Frühstück oder das Abendessen, sodass der Großteil des Fastenintervalls verschlafen wird. Das 16:8-Modell gilt als überaus leicht umsetzbar und ist auch mit dem Sozialleben problemlos vereinbar.
- Wer sich für einen Wochenrhythmus aus Fasten und Essen entscheidet, hat zwei Möglichkeiten. Die erste ist die 5:2-Diät, bei der die Fünf für die Anzahl der Tage steht, an denen man sich wie gewohnt ernähren darf. Die Zwei steht wiederum für die beiden (nicht aufeinanderfolgenden) Fasttage, die man wöchentlich einschiebt und an denen man entweder überhaupt nichts zu sich nimmt (mit Ausnahme von Wasser und ungesüßten Getränken) oder seine Kalorienaufnahme

auf ein Viertel des Normalen (rund 600 Kilokalorien für Männer, rund 500 für Frauen) beschränkt.

- Das alternierende Fasten ist eine relativ radikale Methode des Intervallfastens. Auf jeden Tag normaler Nahrungsaufnahme folgt ein Fasttag, an dem man – wie beim 5:2-Fasten – entweder gar nicht oder nur sehr limitiert isst. Allerdings ist das alternierende Fasten aus meiner Sicht keine dauerhaft praktikable Lösung, deshalb rate ich dazu, es zu beenden, wenn das angepeilte Wunschgewicht erreicht ist. An diesem Punkt sollte man auf eine der beiden weniger einschneidenden Versionen des intermittierenden Fastens umsteigen.
- Für welche dieser Methoden man sich entscheidet, ist keine medizinische Frage, sondern eine, die sich mit einem Blick auf die ganz eigenen Vorlieben, Bedürfnisse, Stärken und Schwächen beantworten lässt. Vor allem der gewohnte Tagesablauf spielt hier eine zentrale Rolle.
- Bei der Auswahl der passenden Methode empfehle ich ein Vorgehen in drei Schritten. Zuallererst sollten Sie einen Arzt konsultieren, um auszuschließen, dass Sie mit einem Umstieg auf ein Intervallfasten gesundheitliche Risiken eingehen. Der zweite Schritt besteht daraus, Ihren Tagesablauf zu durchleuchten und darauf abzuklopfen, wie die Fastenphasen am besten darin untergebracht werden können. Im dritten Schritt sollten Sie die gewählte Variante des Intervallfastens einfach ausprobieren. Dabei werden Sie am besten sehen, ob und wo es eventuell hakt.

WIE VIEL KANN ICH ABNEHMEN, UND GIBT ES NEBENWIRKUNGEN?

Abspecken mit Intervallfasten

Abnehmen ist, das habe ich schon ausführlich erklärt, ein Nebeneffekt des intermittierenden Fastens, aber dennoch – weil höchst willkommen und von den meisten herbeigesehnt – zugleich der Hauptgrund, warum Menschen überhaupt ihre Ernährung umstellen. Ein Nebeneffekt des intermittierenden Fastens rückt damit in den Mittelpunkt der Aufmerksamkeit. Dieses Paradox führt natürlich dazu, dass dem Abnehmeffekt eine eminent wichtige Rolle zukommt, denn: Bleibt der Erfolg in Sachen Abspecken aus, ziehen sich viele wieder aus dem Intervallfasten zurück. Die Folge ist: Sie können so auch nicht von den vielen vorbeugenden und heilenden Wirkungen ausgedehnter Essenspausen profitieren. Aus gesundheitlicher Sicht ist das ein Misserfolg. Wenn man es also kurz machen möchte, kann man sagen: Über Wohl und Wehe des Intervallfastens entscheidet in den allermeisten Fällen weniger das Wohlfühlen als die Waage. Deshalb ist es auch wichtig, dass man weiß, mit welchen Abnehmerfolgen man überhaupt rechnen kann. Legt man sich die Latte zu hoch, kann das Intervallfasten in dieser Hinsicht nur enttäuschen und mit Radikaldiäten nicht mithalten. Dies, obwohl ich aus medizinischer Sicht Ersteres wärmstens empfehlen kann, während ich von Letzterem dringend abrate.

Schon vor diesem Hintergrund wäre es wichtig, wenn ich Ihnen auf die Frage, wie viel Sie innerhalb einer Woche oder eines Monats Intervallfasten abnehmen können, eine eindeutige Antwort geben könnte. Wie so oft in der Medizin hängt der Abnehmeffekt aber von individuellen Faktoren ab. Und beim Intervallfasten nicht zuletzt von der Variante, für die man sich entscheidet. Während die 16:8-Methode in jeder Hinsicht die Light-Version des Intervallfastens ist, ist das alternierende Fasten Hardcore. Das heißt auch: Wenn ich jeden zweiten Tag einen radikalen Fasttag einlege, purzeln die Kilos natürlich schneller, als wenn ich täglich „nur" 16 Stunden faste.

Ein paar empirische Anhaltspunkte kann ich Ihnen aber trotzdem geben. So ist eine Berliner Studie zum Ergebnis gekommen, dass Probanden mithilfe des 5:2-Fastens in drei Monaten zwischen fünf und sieben Kilogramm Gewicht verloren haben. Dieses Ergebnis deckt sich auch mit anderen wissenschaftlichen Studien. Diese haben gezeigt, dass normalgewichtige Menschen durch Intervallfasten in drei Wochen im Schnitt zwei bis drei Prozent ihres Körpergewichts verlieren und rund drei bis fünf Prozent ihrer Fettmasse. Eine ursprünglich 60 Kilogramm schwere Frau hätte damit nach drei Wochen rund 1,2 bis 1,8 Kilogramm abgespeckt, ein 80 Kilogramm schwerer Mann 1,6 bis 2,4 Kilogramm. Selbst bei einer Light-Version des alternierenden Fastens (an Fasttagen durfte ein Viertel der gewohnten Kalorienmenge verdrückt werden) wurden in mehreren wissenschaftlichen Studien durchaus beeindruckende Erfolge festgestellt. Nach acht Wochen war bei übergewichtigen Versuchspersonen ein durchschnittlicher Gewichtsverlust von rund fünf bis sechs Kilogramm messbar, und auch der Hüftumfang war signifikant zurückgegangen.

Trotzdem: Wer sich spektakuläre Erfolge erwartet oder nur darauf aus ist, innerhalb weniger Wochen seine Bikinifigur wiederherzustellen, ist beim Intervallfasten an der falschen Adresse. Aber das hatten wir ja schon: Intervallfasten ist keine Radikal- und keine Trenddiät, sondern

Teil eines Lebensstils, der sich über Jahre oder gar über ein ganzes Leben zieht.

Wissen

☞ **Nur einstellig?**

Ich weiß: In acht Wochen Diät beim Abspecken immer noch im einstelligen Prozentbereich zu liegen, hört sich nicht berauschend an. Trotzdem sollte man zwei Dinge beachten. Das Erste ist: Es ist schwer, Abnehmerfolge von Radikaldiäten mit jenen des Intervallfastens zu vergleichen, weil Herangehensweise und Ziele völlig unterschiedlich sind. Radikaldiäten haben nur einen Zweck, nämlich in kürzester Zeit so viel Gewicht wie möglich abzubauen. Wie lange dieser Erfolg anhält, darüber sagen diese Diäten nichts aus. Und auch einen gesundheitlichen Effekt – abgesehen von jenem des Abbaus von Übergewicht – haben solche Diäten nicht. Anders beim Intervallfasten: Das zielt auf die lange Frist und lässt uns in vielfältiger Weise gesundheitlich profitieren. Abnehmen ist beim intermittierenden Fasten demnach gut, aber bei Weitem nicht das Beste daran.

Als Zweites zu beachten ist: Wer sein Körpergewicht um fünf Prozent abbaut, kann auf der Grundlage wissenschaftlicher Studien davon ausgehen, im selben Zeitraum nicht weniger als ein Fünftel, also 20 Prozent seines Bauch- und sogar mehr als ein Drittel seines Leberfetts verloren zu haben. Angesichts der gesundheitsgefährdenden Wirkung solcher Fettdepots ist das aus medizinischer Sicht eine fantastische Nachricht. Und für den Blick in den Spiegel auch.

Interessant sind in diesem Zusammenhang auch die Ende 2018 veröffentlichten Ergebnisse einer internationalen Studie, in der das 5:2-Intervallfasten mit einer traditionellen täglichen Kalorienrestriktion um 20 Prozent verglichen worden ist. Interessant deshalb, weil sich das Intervallfasten in den allermeisten Punkten als dem Kalorienzählen ebenbürtig erwies: bei den Stoffwechsel-Parametern etwa, bei der Verringerung von Körpergewicht und Bauchfett oder bei der Senkung des Blutzuckerspiegels. Fazit der Studie war, dass die Forscher beide Diätvarianten gleichermaßen empfehlen konnten. Weil es vielen aber leichter falle, sich an zwei Tagen am Riemen zu reißen, anstatt jeden Tag mühsam Kalorien zu zählen und Verzicht zu üben, habe das Intervallfasten in der Anwendbarkeit Vorteile gegenüber einer kontinuierlichen Kalorienrestriktion, so die Forscher. Was die groß angelegte Studie noch gezeigt hat: Wer sein neues, niedrigeres Gewicht halten möchte, muss seine Ernährung nicht nur für eine bestimmte Zeit umstellen, sondern dauerhaft und sich so ausgewogen wie möglich ernähren.

Selbst eine Metastudie, also eine Studie, in der die publizierten Ergebnisse von Einzelstudien verglichen und zusammengefasst werden, kommt zu ähnlichen Ergebnissen. In dieser Metastudie kommt das Johns Hopkins Weight Management Center im amerikanischen Baltimore zum Schluss, dass alternierendes Fasten eine effiziente Methode darstellt, Gewicht zu verlieren und sogar besser abschneidet als eine konsequent kalorienarme Ernährung. Dies vor allem, weil durch intermittierendes Fasten mehr Fettmasse abgebaut wird und zugleich die fettfreie Masse, vor allem also die Muskelmasse, stärker geschont wird als bei kalorienarmen Diäten. Als zusätzlichen Pluspunkt von Intervallfasten gegenüber solchen Diäten nennt das Johns Hopkins

Weight Management Center die einfache Handhabung der Fastendiät. Wir kommen also auch hier wieder zum Schluss: In der einfachen Anwendbarkeit liegt die ganz große Stärke des intermittierenden Fastens als Abnehmdiät.

Kleine Nebenwirkungen? Keine Sorge!

Wer sein ganzes Leben lang drei oder mehr Mahlzeiten am Tag zu sich genommen hat, hat auch seinen Körper darauf eingestellt und ihn entsprechend ge- und verwöhnt. Auf das Fasten – auch in der Light-Version des Intervallfastens – reagiert der Körper deshalb wie ein Süchtiger auf Entzug, er lässt uns wissen, dass ihm die Umstellung in einem ersten Moment gar nicht behagt, dass er die physiologischen Prozesse erst neu einstellen muss und das für den Körper zunächst einmal Stress bedeutet. Diese Unzufriedenheit signalisiert uns unser Körper mit Nebenwirkungen, die vor allem in den ersten Tagen auftauchen, so lange also, bis sich der Körper an den neuen Rhythmus von Essen und Essenspausen gewöhnt hat. Das Bild des Junkies auf Entzug kann uns durchaus helfen, diese Nebenwirkungen zu verstehen und als lästiges Übel auf dem Weg zu einem besseren Lebensgefühl und zu mehr Gesundheit zu akzeptieren. Trotzdem muss man sie nicht untätig hinnehmen, es gibt Mittel und Wege, sie zumindest zu lindern. Also: Lassen Sie sich nicht von kleineren Komplikationen entmutigen! Sollten die Nebenwirkungen allerdings anhalten, sollten Sie also das Gefühl haben, das Intervallfasten tue Ihnen über die Gewöhnungsphase hinaus nicht gut, gehören Sie wohl zu den rund zehn Prozent, für die das intermittierende Fasten nicht als Diät geeignet ist. Dann ist am besten: Finger weg und mit dem Arzt über eine andere Diät beraten.

Ich habe Hunger!

Hunger ist ein kurioser Zeitgenosse. Er stellt sich nicht nur dann ein, wenn Essen wirklich fehlt, sondern scheint sich auch nach der Uhr zu richten. Das ist durchaus verständlich: Ein Körper, der über Jahre daran gewöhnt worden ist, zu bestimmten Zeiten gefüttert zu werden, reagiert mit Hunger, wenn die Fütterung plötzlich ausbleibt. Schließlich wirft die innere Uhr zur Essenszeit eine Reihe physiologischer Prozesse an, um den Körper auf die bevorstehende Nahrungsaufnahme vorzubereiten. Sicht- oder besser hörbarstes Zeichen ist das Magenknurren. Weil der Körper erwartet, gefüttert zu werden, setzt er den Magen in stärkere Bewegung als sonst. Weil dieser aber leer ist, wird Luft herumgewälzt und dadurch zum Klingen gebracht.

Wissen

☞ Wann spüren wir Hunger?

Das Gefühl, Hunger zu verspüren, kennt jedes Kind. Wenn es aber um die Erklärung geht, wie der Körper dieses Gefühl erzeugt, scheitern auch die renommiertesten Wissenschaftler, denn: Hunger ist ein hochkomplexer Prozess. Bekannt ist, dass das Hungerzentrum im Hypothalamus und damit im Zwischenhirn sitzt. Dieser steht in ständigem Kontakt mit der Leber, die wiederum stetig das Niveau von Blutzucker und Fettreserven überprüft. Sowohl beim Signal fehlender Fettreserven als auch bei Unterzucker schlägt das Hungerzentrum im Hypothalamus Alarm. Und weil all dies noch nicht kompliziert genug ist, spielen noch eine ganze Reihe Hormone (auch solche, die erst vor Kurzem entdeckt wurden) und vor allem Reize von außen eine Rolle. Hunger verspüren wir schließlich auch, wenn wir etwas riechen, das wir gern essen. Das ist wohl ein Überbleibsel unseres Reptiliengehirns, das uns zu Essbarem führt. Immer der Nase nach.

In den ersten Tagen des Intervallfastens bringt der Körper zu den gewohnten Essenszeiten also seinen Verdauungsmotor auf Touren, dieser läuft dann aber leer. Und das bedeutet für uns: Wir verspüren ein Hungergefühl. Das Dumme ist: Mit dem Hunger wächst auch das physische und psychische Verlangen nach allem, was auch nur im Entferntesten nach Essbarem aussieht oder riecht. In diesen Momenten gilt es, stark zu bleiben, denn: Das Hungergefühl ist kein Alarmsignal, unserem Körper schadet der kurzfristige Hunger auch nicht. Trotzdem: Hunger zu verspüren, ist kein angenehmes Gefühl. Deshalb sollten Sie es lindern, indem Sie Ihren Magen beschäftigen. Wasser zu trinken, ist eine Möglichkeit, auch Tee oder Kaffee – beides selbstverständlich ungesüßt – überlisten unseren Körper und lassen das Hungergefühl verschwinden. Oder doch zumindest kleiner werden.

Der Kopf schmerzt

Kopfschmerzen sind anfänglich leider eine sehr häufige Begleiterscheinung des Fastens, und auch intermittierend Fastende haben anfangs oft einen schweren Schädel. Gründe dafür gibt es gleich mehrere. Der wichtigste liegt im Flüssigkeitshaushalt unseres Körpers, der ja bekanntlich zu 50 bis 60 Prozent aus Wasser besteht. Beginnt man zu fasten, reagiert der Körper darauf durch Entwässerung. Dieser verdanken Diäten zwar einen Teil ihres Erfolges (einige verlorene Kilos gehen auf Wasserreserven zurück, die der Körper abbaut), sie hat aber auch Nebenwirkungen, weil das Blut eindickt. Je dicker das Blut, desto schwerer passt es – wenig medizinisch ausgedrückt – durch die sehr feinen Gefäße in unserem Gehirn, das deshalb nicht mehr in ausreichendem Maße mit Sauerstoff versorgt wird. Kopfschmerzen sind die Folge. Die Entwässerung sorgt zudem dafür, dass die Konzentration schädlicher Stoffe – etwa von Harnsäure – im Blut ansteigt. Auch dies geht oft mit Kopfschmerzen einher. Wenig überraschend dürfte mein Tipp sein, wenn es darum geht, gegen diese Art von Kopfschmerzen anzukämpfen: Trinken Sie ausreichend! Ich weiß, dass es mittlerweile in zahllosen Büchern und Artikeln heißt, man solle mindestens zwei bis drei Liter Wasser oder ungesüßten Tee täglich trinken. Nur: Aus medizinischer Sicht ist das falsch. „Ausreichend" zu trinken, bedeutet nicht, nach Litern zu trinken, sondern auf seinen Körper zu hören. Der sagt uns nämlich, wann er Wasser braucht: Wir sind dann durstig, und auch nur dann sollten wir trinken.

Tipp

☞ **Bin ich ausreichend hydriert?**
Es gibt einen einfachen Trick, mit dem man überprüfen kann, ob man ausreichend Wasser intus hat oder nicht. Er heißt – vielleicht etwas überraschend – „trinken". Um das näher zu erklären: Wer Wasser trinkt und mehr oder weniger dieselbe Menge innerhalb von einer Stunde wieder als (hellgelben) Urin ausscheidet, ist ausreichend hydriert.

Noch vier weitere häufige Ursachen für Kopfschmerzen am Anfang einer Fastenkur (und damit auch des Intervallfastens) sind zu nennen.

- Ein (zu) niedriger Blutzuckerspiegel: Mit möglichst wenig Zucker oder allgemeiner mit möglichst wenig raffinierten Kohlenhydraten kann man dieser Kopfschmerz-Ursache zu Leibe rücken. Sie sorgen nämlich dafür, dass der Blutzuckerspiegel zuerst wie eine Rakete in den Himmel schießt, danach aber ebenso schnell wieder abfällt, was mit entsprechenden Reaktionen des Körpers einhergeht.
- Schwankungen des Hormonspiegels: Durch das Fasten wird der Körper anfangs in erhöhte Alarmbereitschaft versetzt, etwa durch die höhere Ausschüttung von Cortisol. Diese kann für Kopfschmerzen sorgen.
- Salzmangel: Das Zurückfahren der täglichen Kalorienaufnahme, das nachweislich mit dem Intervallfasten einhergeht, kann mit sich bringen, dass der Körper zu wenig mit lebenswichtigen Salzen versorgt wird. Deshalb ist bei der Ernährung auch auf diesen Aspekt zu achten.
- Wasserüberschuss: Wer fastet, versucht oft, die fehlende Nahrungsaufnahme durch übermäßiges Trinken zu kompensieren. Das hat einerseits damit zu tun, dass man eine Entwässerung fürchtet, andererseits nimmt Wasser das Hungergefühl und ist damit ein willkommenes Mittel, um Fastenphasen anfänglich leichter überstehen zu können. Wie Wassermangel hat aber auch ein Wasserüberschuss im Körper negative Folgen. So kommt es zu Wassereinlagerungen, selbst im Gehirn. Dieses erhöht dadurch sein Volumen, was wiederum den Druck im Kopf ansteigen lässt. Wie unangenehm das ist, wissen viele von uns aus eigener Erfahrung. Deshalb gilt auch hier der Rat (siehe oben): Ausreichend trinken! Ausreichend, wohlgemerkt, und nicht zu viel.

Die Verdauung spielt verrückt

Dass die Verdauung jener Prozess im Körper ist, der in den ersten Tagen am meisten an einer Ernährungsumstellung zu knabbern hat, dürfte auf der Hand liegen. So berichten auch intermittierend Fastende von Verdauungsproblemen, allerdings meist nur im Gespräch mit dem Arzt. Schließlich ist die Verdauung kein Thema, das man gerne am Tisch oder im Small Talk mit Kollegen anschneidet. Weil wir hier aber unter uns sind, wollen wir die Probleme, die Intervallfasten in Magen und Darm verursachen kann, nicht unter den Teppich kehren.

- Das erste – und wohl häufigste – Problem ist **Verstopfung.** Sie tritt auf, weil durch die verminderte Nahrungsaufnahme auch weniger Ballaststoffe in den Darm gelangen. Diese sind an sich zwar unverdaulich, für die Darmflora aber essenziell. Ein Mangel führt dazu, dass nicht nur der Mensch fastet, sondern auch die Bakterien in seinem Darm. Allerdings ist Fasten für sie nicht gesund, sondern führt dazu, dass sie nach und nach ihre Arbeit einstellen. Dadurch wird die Darmtätigkeit verlangsamt, seltener, harter, oft schmerzhafter Stuhlgang sind die Folgen. Der große Vorteil des Intervallfastens gegenüber dem Heilfasten liegt darin, dass man der Darmträgheit gezielt gegensteuern kann, indem man verstärkt Ballaststoffe, also Lebensmittel wie Karotten, Kohl, Hülsenfrüchte, Nüsse oder Samen zu sich nimmt. Übrigens: Auch die zuvor schon angesprochene Entwässerung ist ein Grund mehr für die Verstopfung. Wie man ihr beikommt, habe ich bereits erklärt.
- Ein trägerer Darm kann auch zu **Blähungen** führen, die nicht nur uns, sondern auch unsere Umwelt quälen. Blähungen entstehen allerdings vorwiegend in der Phase der Umstellung auf den neuen Lebensstil, danach sorgen die positiven Wirkungen des Intervallfastens auf

das Mikrobiom, die Darmflora also, für weniger Gasbildung und deshalb auch weit weniger Blähungen und Krämpfe.

Wissen

☞ **Gaskraftwerk**

Wasserstoff, Schwefelwasserstoff, Methan, CO_2: Was klingt wie eine Chemiefabrik, ist unsere Verdauung, die beim Abbau der Nahrung im Darm die unterschiedlichsten Gase produziert. Über die Darmwand gelangt der Großteil davon in unser Blut und von dort in die Lunge. Durch das Abatmen wird der Körper die Verdauungsgase los. Gase, die dagegen nicht über die Darmwand ins Blut aufgenommen werden (es sind im Schnitt etwa 1000 Kubikzentimeter), nehmen als Blähungen den Hinterausgang.

Ich fühle mich antriebslos

Man muss nicht unbedingt Arzt sein, um Antriebslosigkeit, Müdigkeit und eine mangelnde Konzentrationsfähigkeit zu erklären, die sich oft in den ersten Tagen des (intermittierenden) Fastens einstellt. Schließlich haben wir unseren Körper im Laufe der Jahre daran gewöhnt, seine Energie vorwiegend aus den Kohlenhydraten zu beziehen, die wir regelmäßig und in ausreichendem Maße (oder besser: im Übermaß) zuschießen. Kohlenhydrate können vom Körper problemlos und schnell in Energie umgewandelt werden, wir laufen deshalb auf Touren, die dem berühmten Batteriehasen nicht unähnlich sind. Ist die Glukose einmal aufgebraucht, bleibt der Hase nicht etwa stehen, er sucht sich vielmehr eine alternative Energiequelle und zapft die Fettdepots an. Weil diese aber nicht gleich schnell Energie liefern wie die Verwertung von Glukose, fehlt uns oft der Antrieb. Gesteigert wird diese Antriebslosigkeit zudem noch durch den schon beschriebenen Flüssigkeitsmangel, der sich mit den Essenspausen einstellt, wenn man nicht sehr genau auf die nötige Wasserzufuhr achtet, sowie durch einen eventuell sinkenden Adrenalinspiegel.

Alles in allem sind fehlender Antrieb, Müdigkeit und eine leicht verminderte Leistung von Hirn und Gedächtnis aber keine Gründe zur Beunruhigung, solange sie sich auf die ersten Tage des Intervallfastens beschränken. In dieser Zeit passt sich der Körper an den neuen Rhythmus von Nahrungszufuhr und -entzug an, die Nebenwirkungen bleiben aus. Tun sie das nicht, sollte man in jedem Fall einen Arzt konsultieren, damit tiefer liegende physische Gründe oder eine Fasten-Unverträglichkeit ausgeschlossen werden können.

Schlechte Laune?

Ein Stimmungstief in den ersten Tagen einer Ernährungsumstellung ist ganz normal, so normal, dass man beim Fasten sogar eigene Begriffe dafür geprägt hat: „Fastenkrise“ etwa oder „Fastenflaute“. Sie bezeichnen den bereits genannten fehlenden Antrieb ebenso wie die Laune, die an den ersten Tagen durchaus auch schon einmal in den Keller rutschen kann. Auch dies ist eine Folge des Entwöhnungseffektes, der Tatsache also, dass der Körper nicht mehr das zugeführt bekommt, was er über Jahre gewöhnt war. Die gute Nachricht ist: Die schlechte Laune verflüchtigt sich nicht nur nach wenigen Tagen, sondern wird durch ein Stimmungshoch abgelöst, das Intervallfasten zu erzeugen imstande ist.

Wie so vieles, das mit Ernährungspausen zu tun hat, verdanken wir dieses Stimmungshoch der Evolution. Diese hat uns gelehrt, auf fehlende Nahrungszufuhr mit Action zu antworten, also: raus aus der Höhle und aktiv nach Essbarem suchen! Deshalb reagiert unser Körper auf Fastenphasen mit einem hausgemachten (und durchaus wissenschaftlich belegten) Motivationsprogramm. So sind höhere Mengen an Serotonin nachweisbar, das gemeinhin unter dem Label „Glückshormon" läuft, und auch die Produktion von Endorphinen steigt. Manch einer berichtet sogar von Euphorie, die sich beim Fasten einstellt. Auch wenn die aber ausbleiben sollte, lohnt sich das Intervallfasten psychisch allemal: nicht nur wegen der Glückshormonflut, sondern auch wegen des guten Gefühls, das Richtige zu tun. Für den Körper und für den Geist.

Wissen

☞ Hormone fürs Glück

Für den Psychologen ist Glück ein wünschenswerter Gemütszustand, für den Mediziner das Ergebnis der Ausschüttung verschiedener Hormone. Zugegeben: Poetischer klingt Ersteres, aber es ist durchaus interessant zu wissen, dass der Körper Glück „produziert", indem er in bestimmten Situationen verstärkt so etwas wie körpereigene Drogen ausschüttet. Serotonin gehört zu den Glückshormonen, aber auch Endorphine, Oxytocin, Dopamin, Noradrenalin oder Phenethylamin pushen den Körper, lindern Schmerzen oder entspannen. Und genau das sind physische Zustände, die wir als Glück empfinden.

Für alle genannten Nebenwirkungen des Intervallfastens gilt im Grunde dasselbe: Sie sind zeitlich eng begrenzt, und zwar auf die ersten drei, vier Tage der Ernährungsumstellung. Um das zu verstehen, hilft noch einmal das Bild vom Entzug. Hat man einmal die Anfangsphase überwunden und dem Körper die Chance gegeben, sich auf die neue Situation, den neuen Lebensstil einzustellen, kommt uns der neue Rhythmus der Nahrungsaufnahme völlig natürlich vor. Kopfschmerzen, Müdigkeit und schlechte Laune sind überwunden, die Verdauung reguliert sich neu, das sonst so nagende Hungergefühl bleibt aus und mit ihm auch das Verlangen, essenstechnisch über die Stränge zu schlagen. Kurz: Der regelmäßige Wechsel zwischen Essen und längeren Essenspausen wird zu unserem neuen Lebensrhythmus, der den alten mit täglich mindestens drei Mahlzeiten ersetzt.

In aller Kürze

- Auch wenn das Abnehmen nur ein Nebeneffekt des Intervallfastens ist, ist es für die meisten doch der Hauptgrund für eine Umstellung ihres Lebensstils. Umso wichtiger ist, sich in Sachen Abnehmen keine unerreichbaren Ziele zu setzen. Wissenschaftlich nachgewiesen ist für Normalgewichtige der Abbau von zwei bis drei Prozent ihres Körpergewichts und rund drei bis fünf Prozent ihrer Fettmasse in drei Wochen.
- Wer sein Körpergewicht um fünf Prozent abbaut, kann davon ausgehen, im selben Zeitraum ein Fünftel seines Bauch- und sogar mehr als ein Drittel seines Leberfetts verloren zu haben. Diese Fettdepots gelten als besonders gesundheitsgefährdend.

- Wissenschaftliche Metastudien zeigen, dass alternierendes Fasten eine effiziente Methode darstellt, Gewicht zu verlieren, und sogar besser abschneidet als eine konsequent kalorienarme Ernährung. Vor allem in der einfachen Anwendbarkeit liegt dabei die ganz große Stärke des intermittierenden Fastens.
- Auf eine weitreichende Ernährungsumstellung reagiert unser Körper wie ein Süchtiger auf Entzug. Die Folgen sind kleine Nebenwirkungen wie Hungergefühle, Kopfschmerzen, Verdauungsprobleme, Antriebslosigkeit und schlechte Laune. Die gute Nachricht ist: Alle Nebenwirkungen sind zeitlich eng begrenzt, und zwar auf die ersten drei, vier Tage der Ernährungsumstellung. Sollten sie länger anhalten, ist ein Besuch beim Arzt ratsam.

WELCHE VORTEILE HAT DAS INTERVALLFASTEN?

Es geht ums Durchhalten

Stellen Sie sich vor, Sie setzen sich an den Frühstückstisch, und es gibt Kohl. Mittags dasselbe: Kohl. Und abends? Na, klar: wieder Kohl. Das geht Ihnen übrigens nicht nur heute so, sondern über mehrere Wochen. Nichts außer Kohl, Kohl, Kohl. Oder Ananas, Ananas, Ananas. Ein Albtraum? Ja, sicher, aber auch die Grundlage (kurzfristig) erfolgreicher Monodiäten, die in ihren extremen Ausprägungen auf ein einziges Nahrungsmittel setzen. Klar ist: Eine solche Monodiät erfordert Unmengen an Disziplin, sie geht einem schließlich schnell auf den Geist, zehrt an den Nerven und lässt einen Widerwillen gegen das Nahrungsmittel der Wahl wachsen, der früher oder später nicht mehr zu überwinden ist. Die Folge ist, wenig erstaunlich, der Abbruch der Diät. Monodiäten (oder auch radikale Fastenkonzepte) sind also extreme Formen von Diäten mit himmelschreienden Abbruchquoten, die ganz deutlich ein Problem aufzeigen: Solange Diäten unseren Ernährungsgewohnheiten grundlegend widersprechen, ist die Erfolgsquote über die Zeit gering. Zu groß ist der Verzicht, zu groß die Umstellung des gesamten Lebens, zu hoch übrigens auch das Risiko einer Mangelernährung.

Radikal- und Monodiäten laufen deshalb den Bemühungen von Medizinern, Ernährungs- und Gesundheitsexperten entgegen, Menschen mit praktikablen, nicht über die Maßen einschränkenden und deshalb auf lange Sicht erfolgreichen Diäten dazu zu bewegen, gesünder zu leben und Gewicht zu verlieren. Lange Jahre hielten sie den Trenddiäten das wissenschaftlich fundierte Konzept der „continuous energy restriction“ (CER), eine kontinuierliche Energieeinschränkung also, entgegen. Diese sieht vor, täglich weniger Energie zuzuführen als gewohnt und damit den Körper in eine Energieschuld zu zwingen. Es ist dies der Ansatz, den man gemeinhin mit „Kalorienzählen“ beschreibt und der ganz ohne Zweifel zum Abnehmen führt, wenn man ihn konsequent umsetzt. In dieser Konsequenz liegt allerdings auch gleich die Schwäche des CER-Ansatzes. Es bedarf einer umfassenden Planung, eines umsichtigen Einkaufs und einer ganzen Menge an Rechenarbeit, damit man im Soll bleiben kann. Kurz: Kalorienzählen ist mit viel Arbeit verbunden. Zu viel, um dauerhaft betrieben zu werden. Studien zeigen deshalb, dass nur rund 20 Prozent all jener, die eine CER-Diät beginnen, den Abnehmerfolg über zwölf Monate hinaus beibehalten können. Alle anderen, also immerhin acht von zehn Anwendern, werfen noch innerhalb eines Jahres das Handtuch.

Solche Abbruchquoten sind mit dem umfassenden Diätkonzept, das diesem Buch zugrunde liegt, nicht vereinbar. Schließlich streben wir eine grundlegende Änderung des Lebensstils an und nicht ein Abspecken mit einem klaren Ablaufdatum, nach dem wir wieder ungezügelt zuschlagen. Deshalb gehört zu unserem Verständnis von Diät eine Form der Ernährung, die uns gibt, was wir brauchen, die uns nicht quält, bei der der Genuss schwerer wiegt als der Verzicht und die uns im Alltag nicht mehr einschränkt, als das sozial ohne größere Probleme zu verkraften wäre. Eine Kohl- oder Ananasdiät, eine Trenn- oder Rohkostdiät: Sie alle widersprechen diesen Ansprüchen, das Intervallfasten – egal ob nach der 16:8- oder 5:2-Methode – erfüllt sie dagegen. Und darin liegt auch der Schlüssel zum Erfolg des intermittierenden Fastens: Es ist problemlos umzusetzen und ohne große Mühen auch dauerhaft zu praktizieren.

Das Intervallfasten ist damit eine der ganz wenigen Diäten, die auch wirklich dauerhaft Erfolg versprechen. Erwarten Sie sich also keine spektakulären Gewichtsverluste, wie sie bei Radikaldiäten möglich sind, setzen Sie stattdessen darauf, dass Sie Ihr angestrebtes Gewicht über die Zeit erreichen und – umso wichtiger! – auch langfristig halten können. Wenn also breit angelegte wissenschaftliche Studien – etwa die HELENA-Studie des Deutschen Krebsforschungszentrums in Heidelberg – zeigen, dass man mit Intervallfasten langfristig dieselben Gewichtsreduktionen erreichen kann wie durch eine CER-Diät, dann ist das keine schlechte Nachricht. Im Gegenteil: Es zeigt uns, dass es eine Alternative zum lästigen und genussfeindlichen Kalorienzählen gibt, die einfacher umzusetzen, leichter durchzuhalten und gleich erfolgreich ist.

Aus der Praxis

☞ „Es war leichter als erwartet"

Frau H., 42 Jahre, –21 kg, 16:8

Als die 42-jährige Frau H. in meine Praxis kam, wog sie 112 Kilogramm und hatte schon jede nur erdenkliche Diät ausprobiert. Das Problem: Trotz anfänglich schneller Abnehmerfolge konnte sie keine länger durchhalten. Deshalb habe ich ihr zum 16:8-Intervallfasten geraten. Frau H. hat seitdem fast ein Fünftel ihres Körpergewichtes verloren.

Frau H., warum wollten Sie überhaupt abnehmen?

Frau H.: Ich habe mich wegen meines Gewichts geschämt, und mir hat alles weh getan. Jedes Gelenk. Man kann sich vorstellen, dass dann jede Bewegung eine Qual ist.

Warum hat das Abnehmen mit früheren Diäten nicht geklappt?

Frau H.: Das Abnehmen hat geklappt, allerdings nur anfangs. Solange ich leicht und schnell abgenommen habe, war ich immer sehr motiviert. Schwieriger wurde es in einer zweiten Phase, dann nämlich, wenn ich mich weiter abgerackert, das Gewicht aber gehalten habe.

Dann haben Sie hingeschmissen?

Frau H.: Sobald die Erfolgserlebnisse ausgeblieben sind, habe ich die Motivation verloren. Und kaum habe ich die Zügel schleifen lassen, ging's mit den Kilos wieder bergauf, und zwar schneller, als ich schauen konnte.

Danach haben Sie es mit Intervallfasten nach dem 16:8-Modell versucht.

Frau H.: 16 Stunden ohne zu essen? Das war für mich unvorstellbar. Ich habe ein paar Tage Bedenkzeit gebraucht und dann einen Tag eingelegt, an dem ich's probiert habe. Es war leichter als erwartet. Das ist jetzt zwei Jahre her. Seitdem folge ich dem 16:8-Modell, esse abends ganz normal, trinke auch ein Glas Rotwein. Nur auf Zucker und Brot verzichte ich.

Wie fühlen Sie sich seither?

Frau H.: Ich habe 21 Kilogramm abgenommen, meine Blutwerte sind besser denn je, und ich habe ein gutes Körpergefühl entwickelt. Ich treibe sogar wieder etwas Sport und weiß mittlerweile, was mir guttut und wo meine Grenzen liegen. Ich fühle mich heute einfach wohl.

Und das Intervallfasten ist keine Last mehr für Sie?

Frau H.: Das ist das Schönste daran: Ich mache keine Diät, sondern habe meinen Lebensstil umgestellt. Das heißt auch, dass ich gar nicht mehr darüber nachdenke, ob, was und wann ich esse. Es läuft alles automatisch.

Vorteile für uns Allesfresser

Seinen weltweiten Erfolg hat das Intervallfasten nicht zuletzt dem Slogan zu verdanken, es gehe nicht darum, was man esse, sondern nur, wann man es esse. Implizit ist diesem Slogan die Botschaft, dass man essen dürfe, was immer man wolle, solange man es während der Essensphasen tue. So verlockend das auch klingt: Es stimmt nicht, und zwar vor allem dann nicht, wenn man wirklich von allen gesundheitlichen Vorteilen längerer Essenspausen profitieren will. Dann gilt: Auch in den Essensphasen muss man sich möglichst gesund, abwechslungsreich und ausgewogen ernähren. Was das genau heißt, beschreibe ich im Kapitel ab Seite 134, hier mag einstweilen der Hinweis genügen, dass als Leitlinie für eine gesunde Ernährung die Vorgaben der renommierten Deutschen Gesellschaft für Ernährung (DGE) gelten (siehe Kasten) können, die zwar nicht unumstößlicher wissenschaftlicher Kanon sind, durchaus aber weitgehend anerkannt werden.

Tipp

☞ **Was soll ich essen?**

Für die Deutsche Gesellschaft für Ernährung (DGE) besteht der Hauptzweck der Ernährung darin, dem Körper alle benötigten Nährstoffe in ausreichendem Maße zuzuführen. Über den Daumen gepeilt sollte eine ausgewogene Ernährung demnach zu mindestens 50 Prozent aus Kohlenhydraten bestehen, zu rund 30 Prozent aus Fett und zu neun bis 15 Prozent aus Eiweiß. Diese Auflistung liest sich noch lange nicht wie ein Einkaufszettel, sie gibt aber die Zielrichtung vor. Mit individuellen Anpassungen, versteht sich.

Das Prinzip einer ausgewogenen Ernährung besteht nicht darin, mit dem Rechner oder der Waage Nährstoffe zu messen und zu kalkulieren, es besteht vielmehr darin, dem Körper eine Mischkost zukommen zu lassen, die seinen Bedürfnissen entgegenkommt. Schließlich war der Mensch in der Evolution auch deshalb so erfolgreich, weil er ein Allesfresser ist. Spezialisierung ist – was die Ernährung betrifft – ein dickes Minus im Werden und Vergehen der Arten. Dem „Von allem ein bisschen" schiebt das Intervallfasten keinen Riegel vor, es erlaubt eine optimale Zusammensetzung der Mahlzeiten und daher eine ausgewogene Ernährung. Damit sind auch schon die beiden ganz großen Vorteile des intermittierenden Fastens genannt: Zum Ersten kommt es unseren Ernährungsgewohnheiten entgegen, die wir nicht völlig auf den Kopf stellen müssen. Und zum Zweiten brauchen wir keinerlei Mangel zu befürchten: physiologisch nicht und ebenso wenig in Sachen Genuss.

Daneben gibt es eine Reihe weiterer Vorteile des Intervallfastens, die wir uns vor Augen halten können. Sie schlagen vor allem dann zu Buche, wenn wir sie mit anderen „Diäten" vergleichen, die ja meist nur auf den schnellen Abnehmerfolg ausgerichtet sind.

- Das Intervallfasten bedarf keiner radikalen Einschnitte in unseren Alltag, es verlangt nicht, unser Leben komplett auf den Kopf zu stellen, sondern ist mit leichten Anpassungen umsetzbar. Die Erfolgsquote ist deshalb im Vergleich zu anderen Diäten unvergleichlich höher.
- Während die allermeisten Trenddiäten mit enormen Einschränkungen (man denke nur an Kohl, Kohl, Kohl ...) und einer langen Liste von Verboten einhergehen, kommt das Intervallfasten ganz ohne solche Verbote aus. Oder zumindest fast: Verboten ist nur das

Essen während der Fastenphasen, in den Essensphasen ist eine ausgewogene Ernährung geboten.

- Das Intervallfasten hat – anders als das Heilfasten oder Radikaldiäten – kaum Auswirkungen auf unser soziales Leben. Es erlaubt, weiter ins Restaurant zu gehen, und auch Einladungen zum Essen muss man nicht dankend ablehnen. Gönnt man sich zudem hin und wieder einen Jokertag (siehe eigenes Kapitel), gehen die sozialen Auswirkungen der Diät gegen Null.
- Die Erfolgschance des Intervallfastens wird noch zusätzlich dadurch erhöht, dass es für jeden Anwender leicht verständlich ist. Man muss kein Ernährungsfachmann sein und schon gar kein Mediziner, man muss keine Kalorienzahlen auswendig lernen, keine Tabellen führen, keine Berechnungen anstellen. Kurz: Intermittierend zu fasten setzt kein besonderes Know-how voraus und auch keine große Planung. Alles, was man können muss, ist, die Uhr oder den Kalender zu lesen.
- Das Intervallfasten erlaubt es uns, von vielen, ja sogar von den meisten der wissenschaftlich nachgewiesenen gesundheitlichen Vorteile des Heil-, also eines radikalen Fastens zu profitieren – allerdings ohne die allzu schwere Last eines grundlegenden Verzichts.
- Beim Heilfasten kann es dazu kommen, dass man sich schwach fühlt oder plötzlichen Heißhunger verspürt. Die Gefahr solcher Nebenwirkungen ist beim intermittierenden Fasten gering (oder doch zumindest wesentlich geringer). Zudem erlauben die Phasen, in denen man essen darf, kulinarischen Gelüsten nachzugeben. Wäre das Intervallfasten ein Mensch, wäre es kein Asket, auch kein Genussfeind, sondern ein Mensch, der durch und durch bewusst genießt.
- Das Intervallfasten funktioniert auch als Diät im umgangssprachlichen Sinne, also auch, wenn es darum geht, abzuspecken. Klar ist:

Weil es keine Radikaldiät ist, purzeln die Kilos beim intermittierenden Fasten langsamer als bei anderen, einschneidenden, zugleich aber auch mit einem Verfallsdatum versehenen Abnehmmethoden.

- Immer wieder vergessen wird, dass Intervallfasten auch sehr bequem ist. Lässt man eine Mahlzeit ausfallen (16:8) oder isst an einem ganzen Tag nicht bzw. sehr viel weniger (5:2, alternierendes Fasten), fällt damit auch der logistische Aufwand weg, sich um Nahrung zu kümmern. Ein Restaurant suchen, kochen, abräumen, abspülen – all diese, unsere kostbare Zeit fressenden Dinge fallen weniger oft an, und auch der Einkauf wird übersichtlicher.

Die häufigsten Fehler

Auch wenn sie eigentlich nichts anderes wissen müssen, als wie viel Uhr oder welcher Wochentag gerade ist, sind intermittierend Fastende keineswegs vor Fehlern gefeit. Es gibt sogar eine ganze Reihe von Fehlern im Zusammenhang mit dem Intervallfasten, die sehr häufig gemacht werden und den Erfolg des Fastens grundsätzlich infrage stellen. Was man dabei nicht vergessen darf: Wer das Intervallfasten abbricht, „scheitert" an der Light-Version der Diäten, und das lässt die Hemmschwelle für eine andere Diät sehr viel höher werden. Das Ergebnis ist: Wer das intermittierende Fasten abbricht, ist für andere Abnehmmethoden nicht oder kaum noch zu erreichen. Und das bedeutet wiederum ein Leben mit Übergewicht, was aus medizinischer Sicht einer mittleren Katastrophe gleichkommt. Schon allein vor diesem Hintergrund wird klar: Die Entscheidung für das Intervallfasten ist genauso überlegt zu treffen wie jene für eine andere Diät. Mindestens, denn wer mit dem Intervallfasten beginnt, sollte sich grundsätzlich darüber im Klaren sein, dass er seinen Lebensstil ändert – nicht für ein paar Tage, Wochen oder Monate, sondern, wenn möglich, für immer. Wie gesagt: Eine solche Entscheidung sollte nicht aus einer Laune heraus getroffen werden, auch nicht, weil man wieder in das blaue Lieblingskleid oder die eng sitzende Jeans passen möchte und schon gar nicht, weil die Strand- und damit die Bikinisaison vor der Tür steht. Deshalb haben auch jene die größten Erfolgschancen, die sich weniger mit Blick auf die Waage für das Intervallfasten entscheiden, sondern mit Blick auf ein gesünderes, fitteres und prinzipiell auch längeres Leben.

Beim Abwägen von Für und Wider des Intervallfastens mag die Aufzählung der Vorteile im vorangegangenen Abschnitt dieses Buches helfen. Auch und vor allem hilft aber ein Blick in das Kapitel, das sich mit den gesundheitlichen Vorteilen ausgedehnter Essenspausen befasst. Darin finden sich Argumente zuhauf, die für ein langfristiges intermittierendes Fasten sprechen. Trotz all dieser Argumente sollte man sich aber auch damit auseinandersetzen, was denn alles schieflaufen kann. Dann nämlich, wenn man Fehler macht.

Sich für die falsche Variante entscheiden

16:8, 5:2 oder doch alternierend fasten? Die Entscheidung für eine der drei in diesem Buch beschriebenen Varianten des Intervallfastens (oder eine der unzähligen weiteren) ist keine einfache. Es ist wichtig, dass man sich vor allem Gedanken darüber macht, wie die Fasten- und die Essensphasen bestmöglich in den eigenen Alltag passen, wie sie am wenigsten Probleme verursachen und wie man am wenigsten soziale Abstriche zu machen hat. Opfern Sie nicht Ihre Lieblingsmahlzeit, wenn Sie auch eine andere dafür einsparen können! Verzichten Sie nicht auf Zeit mit der Familie am Esstisch, wenn Ihnen diese wichtig ist! Loten Sie aus, welcher Typ Sie sind, bevor Sie sich für eine Variante entscheiden! Bei der Auswahl der richtigen Variante können die Tipps helfen, die ich im entsprechenden Kapitel dieses Buches gebe. Dabei helfen kann aber auch die Praxis. Geben Sie sich einfach Zeit, mehrere Varianten auszuprobieren, bis sie auf die stoßen, die sich am besten in Ihren Alltag einpassen lässt. Haben Sie diese einmal gefunden, geht das Risiko eines Abbruchs gegen null.

Zu viel wollen

Viele Neo-Intervallfastende begehen den Fehler, zu schnell zu viel zu wollen. Sie fasten dann zu lang, essen in den Fastenpausen zu wenig und treiben vielleicht auch noch exzessiv Sport. Gerade für Menschen, die bis dato gewohnt waren, fünf- oder auch sechsmal täglich zu essen und sonst faul auf der Couch zu liegen, ist das zu viel des Guten. Der Körper ist überfordert, er kann sich auf die nun weit niedrigeren Blutzuckerwerte nicht schnell genug mit einer Steigerung der Insulinsensibilität einstellen und reagiert mit Alarmsignalen. Dazu gehören Kopfschmerzen, Schwindelgefühle, Sehprobleme, Herzrhythmusstörungen und ein äußerst dünnes Nervenkostüm. Kurz: Am Ende des Fastenintervalls wird man sich elend fühlen, was gesundheitlich bedenklich ist und meist dazu führt, dass man das Intervallfasten wieder aufgibt. Nicht, weil es nicht funktioniert, sondern weil man es übertrieben hat. All dies wird dagegen nicht passieren, wenn man schon vor dem intermittierenden Fasten Sport betrieben und auf seine Ernährung geachtet hat. Dann ist der Körper bereits eingestellt, der Einstieg ins oder besser der Umstieg aufs Intervallfasten wird ihm deshalb einigermaßen leichtfallen.

Für Sportmuffel und Vielesser ist dagegen ein stufenweiser Einstieg ins intermittierende Fasten angezeigt, am besten unter Beobachtung eines Arztes. Der erste Schritt kann und sollte dabei aus einem Umstieg auf eine „low carb"-Ernährung bestehen. Isst man so gut wie keinen Zucker mehr und auch sonst kaum Kohlenhydrate, passt sich der Körper an den niedrigeren Blutzuckerspiegel an, er vermindert die Insulinproduktion und die Insulinsensibilität der Zellen steigt schrittweise an. So bleibt man von den Folgen eines rapiden Blutzuckersturzes verschont. Zugleich gilt es natürlich auch, in Bewegung zu kommen, und zwar im wahrsten Sinne des Wortes. So sollte man die körperliche Aktivität schrittweise steigern. Fühlt man sich mit der kohlenhydratarmen Ernährung und der gesteigerten Bewegung wohl, kann man den nächsten Schritt setzen, indem man etwa Woche für Woche eine Mahlzeit reduziert. Sechsmalesser sollten also in der ersten Woche der Mahlzeitenreduktion fünf Mahlzeiten zu sich nehmen, in der zweiten vier, bis man in der vierten auf zwei Mahlzeiten kommt. Wem das zu schnell geht, wer sich körperlich also nicht wohlfühlt, kann das Tempo auch drosseln und sich zwei Wochen Zeit nehmen, auf eine weitere Mahlzeit zu verzichten.

Zu viel, zu wenig oder einfach falsch essen

Wer intermittierend fastet, aber auch auf längere Sicht kein Gewicht verliert, macht definitiv etwas falsch. Nicht beim Fasten, sondern in den Fastenpausen. Manch einer versucht dann, das in der Essenspause Versäumte durch exzessives Essen auszugleichen, manch anderer gibt dem Heißhunger auf Kohlenhydrate ungehemmt nach. So kann und wird das Intervallfasten nicht funktionieren, und man tappt in jene Falle, vor der die Deutsche Gesellschaft für Ernährung (DGE) in

Zusammenhang mit dem Intervallfasten warnt. Das intermittierende Fasten, so die DGE, gehe viel zu selten mit einer grundlegenden Umstellung der Ernährungsgewohnheiten einher und sei in einem solchen Fall auch nicht zu empfehlen. Dem kann ich nur beipflichten. Wer ungebremst weiterfuttert, setzt nicht nur den Erfolg auf der Waage aufs Spiel, sondern konterkariert auch die gesundheitlichen Effekte längerer Essenspausen. Intervallfasten ist so völlig sinnlos.

In diesem Zusammenhang ist noch einmal darauf zu verweisen, dass das Abnehmen, auf das Wesentliche reduziert, eine Frage der Mathematik ist. Sie erinnern sich? Um abzunehmen, muss der Energieverbrauch höher sein als die Energiezufuhr. Wer ungehindert futtert, und sei es nur an acht Stunden am Tag, an fünf Tagen in der Woche oder an jedem zweiten Tag, wird seinen Körper kaum in eine Energieschuld zwingen. Im Gegenteil: Der Körper hat genügend Treibstoff in Form von Glukose, sodass er nie in den Reservemodus schalten muss. Heißt im Klartext: Die Fettreserven bleiben unangetastet.

Es gibt noch einen zweiten grundlegenden Fehler, den man in den Essensphasen machen kann: zu wenig essen. Zunächst mag sich das paradox anhören, aber es gibt medizinische Zusammenhänge, die dieses Paradox verständlich machen. Bei andauernder Mangelernährung schaltet der Körper in den Sparmodus, der Stoffwechsel verlangsamt sich, die Energie, die man braucht, um den Körper am Laufen zu halten, sinkt. Die Folge ist ein dauerhaft niedrigerer Energieverbrauch im Ruhezustand, was wiederum dazu führt, dass aus einem Energiedefizit ein Energieüberschuss wird. Und damit ein Anwachsen der Fettdepots. Insofern ist es wichtig, in den Essensphasen des Intervallfastens genug zu essen: nicht zu viel, aber eben auch nicht zu wenig. So können nicht nur die gesundheitlichen Effekte des Fastens ausgereizt werden.

Vielmehr drohen auch keine Heißhungerattacken, und eine hungerbedingt miese Laune ist auch nicht zu spüren. Heißt im Klartext: Die Erfolgschancen der Lebensstilumstellung steigen gewaltig.

Die Bewegung bleibt aus

Ich habe schon ausführlich erklärt, dass meine (wissenschaftlich fundierte) Vorstellung eines rundum gesunden Lebensstils, einer „Diät" im Sinne von Hippokrates, darin besteht, dass man das Intervallfasten mit einer gesunden, ausgewogenen Ernährung verknüpft – und mit ausreichend Bewegung. An Letzterem scheitern viele Versuche, mit intermittierendem Fasten dauerhaft abzuspecken. Auch hier ist der Zusammenhang leicht erklärt: Wer sich nicht bewegt, beansprucht seine Muskeln nicht, gibt dem Körper also Gelegenheit, Muskelmasse abzubauen. Sie wird ja nicht gebraucht. Je geringer aber die Muskelmasse, desto geringer auch der Energieverbrauch des Körpers im Ruhezustand. Auch hier kommt wieder unser Exkurs in die Mathematik zum Tragen: Je niedriger der Energieverbrauch, desto stärker muss auch die Energiezufuhr gedrosselt werden, damit die Abnehmformel wieder aufgeht. Übrigens sei hier noch ein Vorteil von viel Bewegung genannt, vor allem in den ersten Tagen einer Ernährungsumstellung: Bewegung lenkt ab. Wer joggt, spazieren geht, schwimmt oder Rad fährt, denkt nicht ans Essen, die Fastenphase geht also schneller vorbei, als wenn man untätig im Sessel lümmelt. Zeit ist eben relativ, das hat uns schon Albert Einstein gelehrt.

In aller Kürze

- Die Erfolgsquote einer Diät ist umso höher, je weniger tief die Einschnitte in die Lebensgewohnheiten sind. Radikal- und Monodiäten laufen daher den Bemühungen von Medizinern, Ernährungs- und Gesundheitsexperten entgegen, Menschen mit praktikablen, nicht über die Maßen einschränkenden und deshalb auf lange Sicht erfolgreichen Diäten dazu zu bewegen, gesünder zu leben und Gewicht zu verlieren.
- Lange Jahre wurde eine kontinuierliche Energieeinschränkung propagiert. Dem Körper sollte also täglich weniger Energie zugeführt werden, als verbraucht wurde. Weil das Kalorienzählen aber aufwendig ist, werfen acht von zehn Anwendern noch innerhalb eines Jahres das Handtuch.
- Breit angelegte wissenschaftliche Studien zeigen, dass man mit Intervallfasten langfristig dieselben Gewichtsreduktionen erreichen kann wie durch Kalorienzählen. Diese Ergebnisse beweisen: Es gibt eine Alternative zum lästigen und genussfeindlichen Kalorienzählen, die einfacher umzusetzen, leichter durchzuhalten und gleich erfolgreich ist.
- Der Erfolg des intermittierenden Fastens liegt auch darin begründet, dass es nicht auf dem Prinzip des Verbots beruht, sondern eine ausgewogene Ernährung zulässt, die unserer Natur als Allesfresser entgegenkommt. Und wir brauchen auch keinerlei Mangel zu befürchten: physiologisch nicht und ebenso wenig in Sachen Genuss.
- Zu den weiteren Vorteilen des Intervallfastens gehören die geringen Einschnitte ins soziale Leben, kein Bedarf an besonderem Wissen oder Planung, die Erfolge beim Abnehmen und nicht zuletzt die Bequemlichkeit.

▸ Allerdings gibt es auch eine Reihe von Fehlern, die häufig in Zusammenhang mit dem intermittierenden Fasten gemacht werden. Die wichtigsten sind die Wahl einer falschen Variante, zu hohe Erwartungen, zu viel, zu wenig oder einfach falsches Essen in den Fastenpausen und mangelnde Bewegung. Deshalb gilt: Wer sich für das Intervallfasten entscheidet, sollte sich die Entscheidung nicht zu einfach machen – und sich Zeit für einen Praxistest geben.

WIE LANG MUSS DAS FASTENINTERVALL SEIN, DAMIT ES WIRKT?

Vom Standard- in den Reservemodus

Solange genügend Zucker im Blut ist, nutzt der Körper eben dieses Glykogen, um Energie zu erzeugen. Und solange wir Zucker, also Kohlenhydrate nachschieben, lebt unser Körper von diesem kurzfristig verfügbaren Energielieferanten. Fett, der langfristige Energiespeicher, wird in der Zwischenzeit eingelagert – man weiß ja nie. Längere Essenspausen führen nun dazu, dass das Glykogen im Blut zur Neige geht. Wenn die Glykogenspeicher geleert sind, stellt der Körper deshalb vom Glukose- auf den Fettstoffwechsel um. Er fährt also das Reserveprogramm hoch, wie er es in Jahrtausenden der Evolution gelernt hat. Warum tut er das überhaupt? Ganz einfach: In unserer DNA ist eingeschrieben, dass längere Essenspausen einen Mangel an Nahrung bedeuten. Unsere Urahnen haben schließlich nicht zum Spaß gefastet, sondern weil nichts Essbares zu finden war. Sie erinnern sich: kein Jagdglück und auch keine Beeren, Pilze oder Ackerfrüchte. Sich in dieser Situation auf die faule Haut zu legen und dadurch Energie zu sparen, war für unsere Spezies über Jahrtausende keine Option. Mehr noch: Es bedeutete den sicheren Tod. Deshalb galt es, sich auch und vor allem mit leerem Magen aktiv auf Nahrungssuche zu begeben, dem Wild hinterherzuhetzen, durch Steppe und Wald zu streifen, vielleicht also doch noch etwas zu finden oder zu erlegen. Das Reserveprogramm unseres Körpers ist also nicht aufs Energiesparen ausgelegt, sondern auf maximale Leistungsfähigkeit.

Zahlreiche wissenschaftliche Studien belegen nun, dass der Stoffwechsel in diesem Reservemodus signifikant beschleunigt wird und mit ihm auch der Ruhe-Energieverbrauch des Körpers steigt. Die Natur hat diesen Prozess wohl als letztes Aufbäumen vor dem Hungertod angelegt. Ein Energieschub aus den Reserven sollte die Chance, Essbares zu besorgen, noch einmal steigern. Klar ist: Blieb der Erfolg aus, wurde unnütz Energie verbrannt. Und weil die Reserven nicht endlos sind, schaltet der Körper nach rund zweieinhalb Tagen ohne Nahrungszufuhr vom Reserve- in den Energiesparmodus. Erst dann werden alle Prozesse heruntergefahren, um den Hungertod so lange wie möglich hinauszuzögern.

Was uns im Zusammenhang mit dem Intervallfasten allerdings interessiert, ist weniger der Energiespar- als vielmehr der Reservemodus, jener Modus also, in den der Körper schaltet, wenn seine kurzfristigen Energiespeicher erschöpft sind. Wie ich bereits ausführlich erklärt habe, holt er sich seine Energie dann aus den Eiweißen in der Muskelmasse (weniger) und aus den Fettreserven (wesentlich mehr), zusätzlich schaltet er einen Gang höher, was den Verbrauch der aus diesen beiden Quellen produzierten Energie noch einmal zusätzlich steigert. Konzentrieren wir uns nur auf das Abnehmen, funktioniert der Reservemodus also gleich doppelt: Er steigert den Energiebedarf (und damit die Chance, das für das Abnehmen notwendige Energiedefizit zu erreichen) und deckt diesen, indem er unsere Fettröllchen auffrisst. Doch wir wissen ja: Das Abnehmen ist nur ein Nebeneffekt ausgedehnter Essenspausen. Im Reservemodus werden auch alle anderen Prozesse angestoßen, die so nachhaltig positive Auswirkungen auf unsere Gesundheit haben: auf den Blutdruck und die Alterung der Gefäße, auf den Insulinspiegel und das Zellen-Recycling, auf das Hirn und den Alterungsprozess.

Wissen

☞ **Sollen wir öfter und dafür weniger essen?**

Zwar richtet sich die westliche Gesellschaft grundlegend am Rhythmus Frühstück-Mittagessen-Abendessen aus, trotzdem aber hat man in den letzten Jahren immer wieder versucht, die Menschen zu einem Öfter-und-dafür-Weniger zu animieren. Empfohlen wurde, anstatt dreimal mindestens fünf- oder sechsmal täglich zu essen, also zwischen die Hauptmahlzeiten auch noch zwei Snacks zu quetschen. Die Gesamtenergiemenge, die so über den Tag gerechnet aufgenommen wird, unterscheide sich nicht von jener bei drei üppigeren Mahlzeiten, dafür habe der Stoffwechsel keine Zeit einzuschlafen und bleibe auf Trab. Die Theorie klingt logisch, sie ist eingängig und war wohl auch deshalb so erfolgreich. Der Haken ist nur: Es gibt keinen wie auch immer gearteten wissenschaftlichen Beleg dafür, dass sie stimmt. Eingehende Untersuchungen des menschlichen Stoffwechsels konnten ein Trägewerden bei längeren Essenspausen nicht bestätigen, das Aktivitätsniveau des Stoffwechsels blieb immer gleich hoch, ganz unabhängig davon, ob nun zwei, drei, fünf oder sogar sechsmal gegessen wurde.

Unterm Strich blieb der Energieverbrauch daher gleich, wenn überhaupt änderte sich die Energiezufuhr, weil man bei öfterem Essen dazu tendiert, letztendlich über den Tag gesehen mehr zu sich zu nehmen. Dazu kommt noch ein interessanter Zusammenhang, der – wie so oft – mit dem Insulinspiegel zusammenhängt. Je öfter man isst, desto mehr Insulin wird produziert. Und wir wissen ja: Ein dauerhaft hoher Insulinspiegel macht die Zellen resistenter gegen das Hormon. Das führt in letzter Konsequenz zu Diabetes Typ 2 und auf dem Weg dorthin zu einer gedrosselten Lipolyse und damit zu einer verstärkten Einlagerung von Fett. Als Fazit kann gelten: Für den gesundheitlichen Nutzen von fünf, sechs kleineren Mahlzeiten am Tag spricht wissenschaftlich nichts, dagegen aber einiges. Und für längere Essenspausen noch viel mehr.

Ab wann ist nichts essen fasten?

Zugegeben: Die Frage im Titel ist so eigentlich sinnlos, denn wer nichts isst, fastet. Fasten ist nichts anderes als der Zustand des Nichtessens. Trotzdem habe ich die Frage so gestellt, denn eigentlich wollen wir wissen, ab wann all die gesundheitlichen Vorteile des Fastens eintreten, ab wann Fasten also – medizinisch betrachtet – wie Fasten wirkt. Und zugleich müssen wir uns fragen, wie lange wir diese Wirkung aufrechterhalten können. Schließlich haben wir gesehen: Der Reservemodus ist nichts anderes als ein Gesund- und Jungbrunnen für den Menschen, zugleich ist es aber eben auch das: ein Reservemodus. Diesen kann man nicht ewig hinziehen, weshalb es gilt, die Zeit des Nichtessens so weit auszudehnen, dass man vom Reservemodus profitiert, Körper und Geist aber zugleich nicht allzu sehr strapaziert. Genau das ist das Prinzip, auf dem das Intervallfasten beruht.

Stellt sich also die Frage: Wie lang muss man mit dem Essen pausieren, damit man von all den gesundheitlichen Vorteilen des Fastens profitieren kann? Die Antwort darauf findet man nur, wenn man sich eine zweite Frage stellt: Wann schaltet der Körper denn überhaupt in den Reservemodus? Wann ist also unser Glykogenspeicher in der Leber aufgebraucht? Auch da hilft – wie bei so vielem in diesem Buch – die Wissenschaft. Neuesten Erkenntnissen zufolge dauert es bei Männern (und einer durchschnittlichen körperlichen Aktivität) rund zwölf bis 14 Stunden, bis die kurzfristige Energiequelle namens Glukose versiegt. Die gute Nachricht für Frauen ist: Ihr Körper schaltet schon etwa zwei Stunden früher in den Reservemodus. Wer also nach der 16:8-Methode fastet, profitiert – je nach Geschlecht – zwischen zwei und sechs Stunden von den positiven Folgen des Fettstoffwechsels und der Ketonbildung. Für all jene, denen das nicht genug zu sein scheint, haben wir zwei Tipps. Der erste: Legt man ganze Fasttage ein, verlängert man die Dauer, in der der Körper im Reservemodus läuft. Das heißt: Man sollte sich vielleicht für ein 5:2- oder sogar ein alternierendes Fasten entscheiden, immer vorausgesetzt, man bringt den Willen für dieses doch schon um einiges härtere Fasten mit. Der zweite Tipp greift auch, wenn man am 16:8-Intervallfasten festhalten möchte. Er lautet: Treiben Sie Sport! Mit den Zusammenhängen zwischen Sport und Fasten befasse ich mich ausführlich in einem eigenen Kapitel, deshalb sei hier nur so viel vorweggenommen: Körperliche Aktivität führt zu einer schnelleren Glykogenverwertung, weshalb der Körper schneller vom normalen in den Reservemodus schaltet.

In aller Kürze

- In den letzten Jahren wurde immer wieder propagiert, anstatt der herkömmlichen drei Mahlzeiten öfter am Tag kleinere Snacks zu sich zu nehmen. Das Problem ist nur: Für den gesundheitlichen Nutzen von fünf, sechs kleineren Mahlzeiten am Tag spricht wissenschaftlich nichts, dagegen aber einiges: Man isst tendenziell mehr, der Insulinspiegel steigt, die Zellen werden insulinresistent.

- Solange Glykogen in unserer Leber gespeichert ist, bezieht der Körper daraus die notwendige Energie. Erst wenn der Glykogenspeicher geleert ist, werden Eiweiß in der Muskelmasse und Fett in den (vor allem) viszeralen Depots, also das Bauchfett, als Energiequellen genutzt. Der Körper schaltet dann vom Normal- in den Reservemodus.
- Der Reservemodus ist evolutionär geprägt und nicht aufs Energiesparen ausgelegt, sondern auf maximale Leistungsfähigkeit, um trotz (oder gerade wegen) des Nahrungsmangels einen Jagderfolg zu ermöglichen. Deshalb wird der Stoffwechsel hochgefahren.
- In Sachen Abnehmen funktioniert der Reservemodus gleich doppelt: Er steigert den Energiebedarf im Ruhezustand und deckt diesen, indem er unsere Fettröllchen auffrisst. Vor allem aber werden auch alle anderen Prozesse angestoßen, die so nachhaltig positive Auswirkungen auf unsere Gesundheit haben: auf den Blutdruck und die Alterung der Gefäße, auf den Insulinspiegel, das Zellen-Recycling und das Hirn.
- Bei Männern (und einer durchschnittlichen körperlichen Aktivität) ist der Glykogenspeicher nach rund zwölf bis 14 Stunden leer, bei Frauen etwa zwei Stunden früher. Wer also 16 Stunden fastet, profitiert zwei bis sechs Stunden von den positiven Folgen des Fettstoffwechsels und der Ketonbildung. Dieses Intervall kann durch ganze Fasttage oder durch Sport verlängert werden.

DARF ICH WÄHREND DES FASTENS ETWAS ESSEN ODER TRINKEN?

Wenn schon, dann richtig ...

Fasten beschreibt, das haben wir schon im vorigen Kapitel gesehen, einen andauernden Zustand des Nichtessens. Die Frage danach, was man denn während der Fastenintervalle zu sich nehmen darf, wäre mit dieser einfachen Definition eigentlich schon beantwortet: nichts. Aber so radikal muss man Intervallfasten nicht unbedingt auslegen. Deshalb lohnt ein Blick darauf, was denn nun genau unter das Intervallfasten-Nichts fällt oder zumindest fallen könnte. Es ist ein Blick, der vor allem für das alternierende Fasten bzw. die 5:2-Methode interessant ist, weil sie beide durch ganze Fasttage gekennzeichnet sind. Schließlich ist es sehr viel schwieriger, einen ganzen Tag ohne Essen auszukommen, als „nur" 16 Stunden, wie dies bei der 16:8-Methode verlangt wird. Deshalb gibt es für die Varianten mit ganzen Fasttagen auch Light-Versionen, die kein radikales Fasten einfordern, sondern eine auf ein Minimum eingeschränkte Energiezufuhr erlauben. Männern gesteht man rund 600 Kilokalorien zu, Frauen müssen sich mit rund 500 Kilokalorien pro Tag begnügen. Das entspricht rund einem Viertel des Tagesbedarfs, liegt also noch weit im grünen Bereich, wenn es um den Vergleich von Energieverbrauch und Energiezufuhr geht. Legt man den Fokus nur aufs Abnehmen, wird diese Methode also durchaus Erfolge zeitigen.

Stichwort

☞ Grundumsatz

Selbst wenn wir nur auf der Couch liegen, verbraucht unser Körper Energie. Schließlich müssen unser Herz schlagen, unsere Lunge pumpen, unser Verdauungstrakt arbeiten und alle anderen Körperfunktionen aufrechterhalten werden. Die Energiemenge, die notwendig ist, um all diese Funktionen bei Ruhe den ganzen Tag lang am Laufen zu halten, bezeichnet man als Grundumsatz. Dieser ist nicht etwa für jeden Menschen gleich, sondern hängt von einer ganzen Reihe von Faktoren ab. Frauen verbrauchen weniger Energie als Männer, weil sie über weniger Muskelmasse verfügen, Ältere drosseln ihren Verbrauch im Vergleich zu Jüngeren, große Menschen brauchen mehr Energie als kleine, dicke mehr als dünne.

Insofern ist es nicht ganz einfach, den Grundumsatz zu berechnen. Als Faustformel gilt für Erwachsene:

$$\text{Körpergewicht} \times \text{Stunden} = \text{Grundumsatz in Kilokalorien}$$

Ein 80 Kilogramm schwerer Mann käme damit auf einen Grundumsatz von 1920 Kilokalorien in 24 Stunden. Diese Formel ist aber nur als grobe Annäherung gedacht, unterscheidet sie doch nicht nach Geschlecht, Alter, Körpergröße, Muskelmasse usw. Da ist die sogenannte Harris-Benedict-Formel schon genauer.

Für Männer lautet sie:

$$\text{Grundumsatz (in Kilokalorien pro Tag)} = 66{,}5 + 13{,}75 \times \text{Körpergewicht in Kilogramm} + 5 \times \text{Körpergröße in Zentimetern} - 6{,}75 \times \text{Alter in Jahren}$$

Unser Modellmann von vorhin (80 Kilogramm, 185 Zentimeter Körpergröße, 45 Jahre alt) käme damit auf rund 1790 Kilokalorien Grundumsatz.

Für Frauen gilt folgende Formel:

Grundumsatz (in Kilokalorien pro Tag) =
655,1 + 9,563 × Körpergewicht in Kilogramm + 1,85 × Körpergröße in Zentimetern – 4,6 × Alter in Jahren

Machen wir also aus unserem Modellmann eine Musterfrau mit gleichen Maßen, kämen wir auf einen Grundumsatz von rund 1555 Kilokalorien.

Zwei Schwächen hat die Light-Version der Fasttage aber. Die erste ist: Mit einer Kalorienbeschränkung fällt man in das Muster eines CER-Ansatzes zurück, einer kontinuierlichen Energieeinschränkung also. Oder auf gut Deutsch: Man muss Kalorien zählen. Das macht diesen Ansatz sperrig, unpraktisch und wenig sexy. Die zweite Schwäche liegt darin, dass man mit einer Mahlzeit, so klein diese auch ausfallen mag, das Fasten bricht, also dafür sorgt, dass der Körper aus seinem (gesunden) Reserve- in den Normalmodus zurückgeholt wird. Dadurch verkürzen sich die Phasen, in denen all die gesundheitlich so wertvollen (und schon ausgiebig beschriebenen) Prozesse im Körper wirken können. Hält man dagegen das Fasten radikal durch, kann man über viele Stunden von den Auswirkungen des Fettstoffwechsels profitieren – und zwar ununterbrochen.

Damit sind wir auch schon bei der eigentlichen Überlegung angelangt. Jede Nahrungszufuhr unterbricht die Fastenperiode, weil sie eine metabolische Reaktion hervorruft, also nichts anderes tut, als den Stoffwechsel anzukurbeln. Dadurch steigt der Blutzuckerspiegel, der Körper produziert Insulin. Das heißt, dass er – wenn auch nur für kurze Zeit – vom Fett- in den Zuckerstoffwechsel schaltet. Ein solches Umschalten passiert übrigens auch schon, wenn man während des

Fastens mit einem Keks, einem Joghurt, ein bisschen Obst oder einem Reiscracker schummelt, nach dem Motto: die paar Krümel ... Oder auch mit einem Schluck Milch oder Saft. Wer glaubt, es gehe um die Menge und ein paar Bissen da oder dort hätten keine Wirkung, irrt. Alles, was eine Stoffwechselreaktion hervorruft (also vor allem – aber nicht nur – Kohlenhydrate und Proteine), unterbricht den Fastenzyklus und verkürzt die Phase, in der der Reservemodus unserem Körper Gutes tun kann. Und damit schmälert man die Erfolgsaussichten des Intervallfastens – in jeder Hinsicht.

Trinken nicht vergessen!

Fasten hat nicht allein Auswirkungen aufs Essen, sondern auch auf das Trinken. Während der Körper aber auf die Aufnahme von fester Nahrung problemlos für eine bestimmte (durchaus auch ausgedehnte) Zeit verzichten kann, ist genügend Flüssigkeitsaufnahme lebenswichtig. Fehlt sie, führt dies zunächst zu Kopfschmerzen, Müdigkeit, Schwindel, Muskelkrämpfen und in der Folge zu Nierenversagen, Bewusstlosigkeit und sogar zum Tod. Deshalb meine Aufforderung: Trinken Sie ausreichend! Diese Aufforderung steht auch nicht im Widerspruch zum Fasten, denn dieses verbietet – aus medizinischer Sicht gesehen – nur die Aufnahme von Nahrung, die eine Stoffwechselantwort auslöst. Deshalb ist Trinken während des Fastens erlaubt, solange es sich auf Wasser, Kaffee oder Tee beschränkt. Letztere sind natürlich ohne Milch zu genießen, gilt Milch doch wegen seiner vielen Nährstoffe – darunter auch Milchzucker (Laktose) – grundsätzlich nicht als Getränk, sondern als Nahrungsmittel. Und auf Zucker (und künstliche Süßstoffe) ist selbstverständlich auch zu verzichten. Der Grund dafür liegt auf der Hand: Zucker füllt den Glykogenspeicher, ein sofortiges

Umschalten vom Fett- auf den Zuckerstoffwechsel ist die Folge. Und was das bedeutet, habe ich schon beleuchtet. Also: Trinken ja (und unbedingt in ausreichender Menge), aber nur Wasser, ungesüßten Tee oder schwarzen Kaffee. Sonst nichts.

Wissen

☞ **Powergetränk Kaffee**

Über Jahre hatte schwarzer Kaffee einen rabenschwarzen Ruf. Allerdings ist die Wissenschaft in den letzten Jahren zurückgerudert, denn mittlerweile ist nachgewiesen: Kaffee ist aus gesundheitlicher Sicht betrachtet nicht nur nicht ungesund, sondern vielmehr ein Powergetränk. Das darin enthaltene Koffein verlängert die Fettverbrennung, und es gibt jede Menge Hinweise darauf, dass man einer langen Liste von Krankheiten mithilfe von Kaffee vorbeugen kann: Parkinson ist nur ein Beispiel aus dieser Liste, Darmkrebs oder Depressionen sind zwei weitere. Wie bei so vielen Heilmitteln liegt die Kraft des Kaffees aber auch in der Dosierung. Wer zig Tassen Kaffee am Tag trinkt, wird häufig unruhig und schläft schlecht. Wer dagegen drei bis fünf Tassen (schwarzen!) Kaffee am Tag genießt, tut seinem Körper Gutes.

Zwei interessante Zusammenhänge mit dem Intervallfasten gilt es zu beachten. Erstens hat Koffein nachweislich eine appetitzügelnde Wirkung. Wer also schwarzen Kaffee trinkt, leidet weniger unter Hungergefühlen und wird auch in den Essensphasen nicht ganz so ungehemmt zuschlagen. Noch interessanter ist der zweite Zusammenhang: Wer glaubt, in den Fastenphasen auch auf Kaffee verzichten zu wollen, leidet häufig unter echten Entzugserscheinungen, meist in Form von unangenehmen Kopfschmerzen. Deshalb ist mein Rat: Wenn Sie bis dato drei bis vier Tassen Kaffee am Tag getrunken haben, tun sie es auch in den Fastenphasen. Nur achten Sie stets darauf: Hände weg von Milch, Sahne, Zucker und Süßstoffen!

„Intervallfasten" für weniger Konsequente

Obwohl das Intervallfasten eine Methode ist, die im Vergleich zu anderen Fastenarten bzw. Diäten praktikabler, anwendungsfreundlicher, leichter durchzuhalten und daher insgesamt leichter umzusetzen ist, gibt es doch noch konziliantere Varianten des intermittierenden Fastens. Light-Versionen der Light-Version, sozusagen. Sie zielen vor allem auf all jene, für die ein vollständiger Nahrungsverzicht – auch nur über relativ kurze Intervalle – nicht infrage kommt. Vorauszuschicken ist hier allerdings: All diese Methoden tragen das Label „Intervallfasten" oder „intermittierendes Fasten" zu Unrecht. Wir sehen auch gleich, warum.

Eine dieser als Intervallfasten getarnten Diäten setzt etwa darauf, dass man in den Essenspausen nicht gänzlich auf die Nahrungsaufnahme verzichtet, sondern nur Flüssiges zu sich nimmt. Bei diesen Varianten ist etwa während der 16 „Fastenstunden" der 16:8-Methode oder an den beiden „Fasttagen" der 5:2-Methode eine passierte Gemüsesuppe erlaubt, und auch Smoothies können getrunken werden. Mit einer Einschränkung allerdings: Es muss sich um reine Gemüse-Smoothies handeln, weil solche aus Obst eine ganze Menge Fruchtzucker in unseren Körper transportieren und dieser den Zuckerstoffwechsel in Gang setzt. Wie wir wissen, bleibt die Wirkung des Fastens dann gänzlich auf der Strecke. Auch bei Gemüse in Flüssigform fehlen die

Kohlenhydrate natürlich nicht vollständig, weshalb Gemüsesuppe und Gemüse-Smoothies den Stoffwechsel ebenfalls ankurbeln. Mit anderen Worten: Auch wenn man Gemüse trinkt, anstatt es zu essen, bricht man das Fasten.

Von Fasten oder Intervallfasten im eigentlichen Sinne des Wortes kann hier also keine Rede mehr sein. Smoothiestrinken oder Gemüsesuppeessen in den Fastenpausen macht viel von dem zunichte, was wir mit dem Fasten eigentlich bezwecken. Insofern sind solche Intervalltrinkdiäten eher als Diäten im Volksmund zu verstehen oder – im medizinischen Verständnis – als Einschränkung der Energieaufnahme. Es sind also Ernährungsweisen, die uns ein paar Kilos von den Rippen nehmen. Schließlich verzichtet man den Großteil des Tages auf feste Mahlzeiten und schränkt dadurch die Energiezufuhr ein, sodass unsere ganz am Anfang dieses Buches aufgestellte Abnehmformel Energieverbrauch > Energiezufuhr aufgeht. Durch die negative Energiebilanz werden die Fettdepots schwinden. Nur: Die über das reine Abnehmen hinausgehenden gesundheitlichen Wirkungen des Fastens kommen bei solchen Methoden gänzlich zu kurz, sie entsprechen also – um es kurz zu machen – auch nicht einem durch und durch gesunden Lebensstil.

Wissen

☞ **Essen wie die Urzeitjäger**

Jagen – Essen – Fasten. Wie wir schon gesehen haben, lehnt sich das Intervallfasten an den Ernährungszyklus unserer Urahnen an. Deshalb gibt es auch Formen des intermittierenden Fastens, die sich dieser Urform des Essens so weit wie irgend möglich nähern möchten. Die „Warrior Diet", die Kriegerdiät etwa, beschränkt die eigentlichen Mahlzeiten auf das Abendessen, während ansonsten nur Obst und rohes Gemüse gegessen werden darf. Damit imitiert man den Urzeit-Zyklus: Tagsüber war der Urmensch auf der Jagd, fand da und dort vielleicht etwas Obst, ein paar Beeren oder Wurzeln und kam erst abends mit der Jagdbeute zurück. Kein Wunder also, dass man die Mahlzeit(en) in der vierstündigen abendlichen Essensphase der Kriegerdiät möglichst der sogenannten Paleo-Ernährung anpassen sollte.

Dumm ist nur: Die „Warrior Diet" lehnt sich zwar am Intervallfasten an, indem sie den Tag in eine 20-stündige magere und eine vierstündige Essensphase teilt, weil in den 20 Stunden aber nicht rigoros gefastet wird, profitiert man auch nicht von den gesundheitlichen Vorteilen des Fastens. Auch wenn man nur Obst und Gemüse zu sich nimmt, füllt man schließlich die Glukosespeicher auf, der Zuckerstoffwechsel kommt nie zum Erliegen. Aus medizinischer Sicht ist daher ein „echtes" Intervallfasten der „Warrior Diet" weit überlegen, die letztendlich beim Abnehmeffekt hängen bleibt.

In aller Kürze

- Wer konsequent intermittierend fasten möchte, verzichtet in den Fastenintervallen gänzlich auf die Zufuhr von Nahrung. Dies fällt bei der 16:8-Methode allerdings leichter als bei der 5:2-Variante oder beim alternierenden Fasten. Deshalb lässt man bei ganzen Fasttagen eine beschränkte Energieaufnahme zu: Männer dürfen rund 600 Kilokalorien pro Fasttag zu sich nehmen, Frauen rund 500.

- Diese Light-Version der Fasttage hat zwei Nachteile. Zum einen muss man Kalorien zählen, was diesen Ansatz schwer umsetzbar macht. Die zweite Schwäche liegt darin, dass man den Körper auch mit einer kleinen Mahlzeit aus dem (gesunden) Reserve- in den Normalmodus zurückholt. Dadurch verkürzen sich die Phasen, in denen all die gesundheitlich so wertvollen Prozesse wirken können.
- Dies ist der Fall, weil jede Nahrungszufuhr eine metabolische Reaktion hervorruft, den Stoffwechsel also ankurbelt. Dadurch steigt der Blutzuckerspiegel, der Körper produziert Insulin – auch bei einem Keks, einem Joghurt, ein bisschen Obst, einem Reiscracker oder einem Schluck Milch. Alles, was eine Stoffwechselreaktion hervorruft, unterbricht den Fastenzyklus.
- Was man beim Fasten sehr wohl darf, ist trinken, allerdings ausschließlich Wasser, Kaffee und Tee. Letztere selbstverständlich ohne Milch, Sahne, Zucker oder Süßstoff, um keine metabolische Reaktion auszulösen. Trinken ist übrigens nicht nur erlaubt, sondern dringend empfohlen, wenn man nicht dehydrieren will.
- Varianten des „Intervallfastens“, bei denen man während der Fastenphasen Flüssiges zu sich nehmen darf, haben mit der Idee des Intervallfastens nichts mehr zu tun. Auch die gesundheitlichen Effekte des Fastens bleiben aus.

DARF ICH NACH ABLAUF DES FASTENINTERVALLS ESSEN, WAS UND WIE VIEL ICH WILL?

Ist Intervallfasten wirklich nur essen nach der Uhr?

Intervallfasten hat in der westlichen Welt nicht nur so viel Zulauf, weil es von zahlreichen Promis beworben wird und zudem eine effiziente und einigermaßen leicht durchzuhaltende Methode ist, um Gewicht zu verlieren. Es hat auch so viel Zulauf, weil man immer wieder propagiert, es gehe beim Intervallfasten allein um das Wann und nicht um das Was. Solange man auf die Uhr schaue und die Fastenphasen einhalte, könne man in der Essensphase tun und lassen, was immer man möchte. Das klingt natürlich verlockend: Abnehmen, ohne auf unsere Lieblingsspeisen verzichten oder uns beim Essen einschränken zu müssen – das ist fast schon zu viel des Guten.

An sich ist diese Einstellung auch gar nicht falsch. Intervallfasten für sich genommen ist genau das: essen nach der Uhr. Allerdings beschränken wir es in diesem Fall auf eine „normale" Diät, auf eine Methode also, mit der man abspecken kann. Das Problem ist: Die so vielfältigen und schon ausführlich beschriebenen gesundheitlichen Effekte längerer Essenspausen würden durch eine falsche, maßlose, ungesunde Ernährung in den Essensphasen in vielerlei Hinsicht unterminiert. Deshalb rät etwa die renommierte Deutsche Gesellschaft für Ernährung (DGE) vom Intervallfasten ab. Oder besser: vom Intervallfasten allein. Bei all den Anleitungen zum intermittierenden Fasten, ja selbst im Konzept selbst fehlen, so die Begründung der DGE, konkrete Hinweise auf eine dauerhafte Ernährungsumstellung. Gerade die ist aber nötig, wenn wir eine Diät im hippokratischen Sinne vor Augen haben, eine Umstellung des Lebensstils hin zu mehr Gesundheit, Fitness und Wohlbefinden also. Deshalb gebe ich der DGE in ihrer Einschätzung völlig recht und erinnere in diesem Zusammenhang noch einmal an den Dreischritt, der für mich den dauerhaften Erfolg garantiert: Intervallfasten, Bewegung und ausgewogene Ernährung. Jeder dieser Bausteine für sich genommen ist bereits ein Fortschritt, zusammen aber sind sie ein gesundheitliches Erfolgsrezept ohnegleichen.

Ausgewogen, maßvoll, gesund

Burger, Pommes und eine Cola mögen den Magen füllen, wenn er nach 16 Stunden oder einem ganzen Tag des Fastens zu rebellieren droht, gesund ist eine solche Ernährung aber nicht. Das wissen wir ohnehin alle. Deshalb ist es auch falsch zu glauben, Intervallfasten sei ein Freibrief, in den Essensphasen über die Stränge schlagen zu dürfen. Ein solches Über-die-Stränge-Schlagen, ein ausuferndes In-sich-hinein-Futtern, schamlose Völlerei sind immer ungesund, auch wenn man sie auf wenige Stunden des Tages oder einzelne Tage der Woche beschränkt. Wer sich nicht im Griff hat, konterkariert die Wirkungen des Intervallfastens, und zwar in jeder Hinsicht, sprich der Abnehmerfolg bleibt mit einiger Wahrscheinlichkeit gänzlich aus, und auch die gesundheitlichen Wirkungen des Fastens bleiben auf der Strecke. In einem solchen Fall wäre es wohl besser, man würde auf das Intervallfasten verzichten. Vielleicht auch wegen des psychologischen Effekts: Wer Tonnen an Junkfood in sich hineinstopft und nicht zugleich zeitweise fastet, hat vielleicht wenigstens ein schlechtes Gewissen ...

Doch genug der Schelte. Schließlich passt der erhobene Zeigefinger so gar nicht zum Konzept des Intervallfastens, das ja weitestgehend ohne Verbote auskommt. Mehr noch: In den wenigen Regeln liegt meines Erachtens das Erfolgsrezept des Intervallfastens. In meiner Praxis habe ich beobachtet, dass die wenigen Einschränkungen und die einfache Umsetzbarkeit des Intervallfastens gerade bei Männern die Einstiegshürden zu einer „Diät" spürbar senken, dass sie sofort aufgeschlossen und interessiert sind und Intervallfasten auch meist langfristig problemlos durchhalten. Frauen, auch das eine Beobachtung aus meiner Praxis und daher nicht repräsentativ, geben sich meist nicht mit einem „einfachen" Intervallfasten zufrieden, sondern legen gern eine Schippe nach. Sie setzen neben dem Essen nach der Uhr auch auf eine grundlegende Umstellung ihrer Ernährung. Wie diese Umstellung ausschauen sollte und dass sie so grundlegend, vor allem aber einschneidend vielleicht gar nicht ist, versuche ich Ihnen im Folgenden zu erläutern, wenn es um den dritten Baustein im Bauplan für ein möglichst gesundes Leben geht: eine ausgewogene Ernährung.

Seit Jahrzehnten schon befassen sich Ernährungsexperten, Ärzte und Wissenschaftler intensiv mit der Frage, wie sich der Mensch ernähren sollte, damit er möglichst lange gesund und fit bleibt, damit er alt wird, den Herausforderungen des täglichen Lebens gewachsen ist und wenn möglich auch noch bestimmten Krankheiten vorbeugt. Diese jahrzehntelange intensive Beschäftigung hat nicht nur zu einer ausufernden Fülle von Literatur geführt, sondern auch zu zahlreichen Vorgaben, die über die Jahre umgeschrieben, geändert, angepasst und manchmal auch gänzlich über den Haufen geworfen worden sind. Kurz: Wer sich im Dschungel der Ernährungsliteratur noch zurechtfindet, wer weiß, was noch aktuell und wissenschaftlicher Kanon ist,

ist ein ausgewiesener Experte. Oder er hat sich bei der Deutschen Gesellschaft für Ernährung (DGE) schlaugemacht. Ich habe die DGE in diesem Buch schon öfters zitiert, weil ich der Meinung bin, dass sie das Wissen rund um eine möglichst gesunde Ernährung derzeit am besten zu bündeln und aufzubereiten imstande ist. Und weil ich ihren Ernährungsansatz zur Gänze teilen kann.

Wissen

☞ **Die Deutsche Gesellschaft für Ernährung**

1953 gegründet, gehört die Deutsche Gesellschaft für Ernährung (DGE) in den Bereichen der Förderung ernährungswissenschaftlicher Forschung, der Verbreitung ernährungsrelevanten Wissens und der Ernährungsberatung zu den renommiertesten Einrichtungen nicht nur in Europa. Als unabhängige, zum größten Teil öffentlich finanzierte Fachgesellschaft hat sie den wissenschaftlichen Forschungsstand ständig im Auge, zeigt Lücken auf, trägt Ergebnisse zusammen und bereitet diese so auf, dass sie auch und vor allem Laien zugänglich und verständlich sind.

Sorgen Sie für Abwechslung!

Wenn es um eine ausgewogene Ernährung geht, muss man das Rad also nicht neu erfinden, sondern kann sich an den zehn Ernährungsregeln orientieren, die die DGE bereits seit Mitte der 1950er-Jahre stetig à jour hält. Die erste und zugleich wichtigste Regel lautet dabei: „Nutzen Sie die Lebensmittelvielfalt, und essen Sie abwechslungsreich!“

Diese Regel ist eine, die uns nicht nur unser Wohlbefinden sichert, sondern auch den Genuss des Essens unterstreicht. Tägliches Einerlei nimmt uns die Lust am Essen, es sorgt dafür, dass Essen zur Nebensache verkommt und sich zahllose ungesunde Praktiken einschleichen. Wer dagegen abwechslungsreich und vielfältig isst, steckt Kreativität in seine Mahlzeiten und gibt ihnen einen herausragenden Stellenwert. Das wiederum sorgt dafür, dass man auch einiges an Hirnschmalz in die tägliche Ernährung fließen lässt, was tendenziell bedeutet: Man isst überlegt, mit Geschmack, Genuss und Maß.

Stichwort

☞ **Nährstoffe**

Alle Lebewesen müssen Nahrung zu sich nehmen. Menschen und Tiere tun dies, indem sie (fr)essen. Aber haben Sie sich schon einmal Gedanken darüber gemacht, warum das so ist? Nahrung liefert unserem Körper den Treibstoff, den er braucht, und zwar in Form von Nährstoffen, die wir, wie alle anderen Lebewesen auch, im Stoffwechsel verarbeiten. Je nach ihrer Bedeutung in unserem Körper unterscheidet die Wissenschaft zwischen Makro- und Mikronährstoffen. In erstere Kategorie fallen alle Nährstoffe, aus denen der Körper Energie gewinnt, also Kohlenhydrate, Fette und Proteine. Kohlenhydrate sorgen – vereinfacht gesagt – für die schnelle Energie, Fette dienen als Energiespeicher, Proteine wiederum dem Aufbau, etwa in Form von Muskeln. Mikronährstoffe sind dagegen Vitamine und Mineralstoffe, die der Körper aufnehmen muss, um wichtige Funktionen aufrechtzuerhalten. Energie liefern sie nicht.

Streng medizinisch gesehen ist das natürlich nur die halbe Wahrheit, wenn es um die erste Regel der DGE geht. Da steht vielmehr die Überlegung im Mittelpunkt, dass unser Körper mit einer Fülle von Nährstoffen versorgt werden muss, damit er all seine Funktionen erfüllen kann. Von den fünf Nährstoffgruppen (siehe Kasten) darf in der Ernährung keine fehlen. Ein Mangel kann zu schweren physischen und psychischen Beeinträchtigungen führen – im Extremfall sogar zum Tod. Deshalb ist es wichtig, das Risiko einer Mangelernährung zu minimieren, was am leichtesten dadurch geht, dass man – wenig akademisch ausgedrückt – von allem ein bisschen isst. Oder genauer: Damit alle Nährstoffgruppen in der Ernährung ausreichend vertreten sind, sollten auch alle Lebensmittelgruppen vertreten sein, wobei sich die Wissenschaft darüber einig ist, pflanzlichen Lebensmitteln (Obst, Gemüse, Getreide, Kartoffeln, Nüsse, Pflanzenöle usw.) den Vorzug zu geben. Tierische Lebensmittel (z. B. Eier, Fisch, Fleisch, Milch und Milchprodukte) sollten (nur) als Ergänzung auf den Tisch kommen.

Bunt, gesund und sättigend

Ich bin sicher: Schon Ihre Mutter hat Sie immer wieder ermahnt, mehr Obst und Gemüse zu essen. Stimmt's? Wenn ja, dann hatte Ihre Mutter völlig recht, denn Obst und Gemüse sind reich an Nähr- und Ballaststoffen, dazu liegen sie nicht schwer im Magen und sorgen zudem für Farbe auf unseren Tellern. Deshalb ist die Empfehlung der Experten, Obst und (vor allem) Gemüse quantitativ über alle anderen Lebensmittelgruppen zu stellen. Die DGE spricht in ihrer zweiten Regel von 400 Gramm, also etwa drei Portionen Gemüse am Tag, dazu sollten rund 250 Gramm Obst kommen. Mit Hülsenfrüchten oder Nüssen können einzelne dieser Portionen ersetzt werden, sie liefern schließlich ähnliche Nährstoffe wie klassisches Obst und Gemüse.

Vor allem mit Blick aufs Abnehmen haben Obst und Gemüse einen weiteren großen Vorteil. Um diesen zu erklären, erlauben Sie mir einen Vergleich: Unser Magen ist, ganz unprätentiös gesagt, ein Sack. In diesen Sack stopfen wir Nahrungsmittel, bis er voll ist. Und wenn er voll ist, sind wir satt. Weil das Fassungsvermögen des Magens immer dasselbe ist, ist es wichtig, ihn mit Nahrungsmitteln zu füllen, die ein großes Volumen haben, zugleich aber möglichst wenige Kalorien, sprich wenig Energie gespeichert haben. Obst und Gemüse fallen unter diese Kategorie, weil sie zu einem großen Teil aus Wasser bestehen. Der Sack ist also voll, allerdings ist nur wenig Energie drin, dafür aber einiges an gesunden Nährstoffen. Dazu ein Beispiel: Erdbeeren, an sich ja Geschmackswunder, bestehen zu rund 90 Prozent aus Wasser. Sie liefern gleichzeitig aber auch doppelt so viel Vitamin C wie Orangen, enthalten kaum Kohlenhydrate und fast kein Fett. Ganz anders ist das bei energiereichen Nahrungsmitteln, solchen also, die viele Kohlenhydrate enthalten. Essen wir zum Beispiel Weißbrot oder Süßes, füllen wir den Sack nicht nur, wir füllen ihn auch mit viel, viel Energie. Und die gilt es zu verbrauchen, damit sie nicht in den Langzeitspeicher wandert, wir also – wieder ganz unprätentiös gesagt – Speck ansetzen.

Die Kraft des vollen Korns vs. „low carb"

Lange Zeit galt Weißmehl als Edelvariante unter den Getreideprodukten. Mittlerweile hat man diese Ansicht zumindest ernährungstechnisch revidieren müssen, denn: Nur das volle Korn liefert alle Nährstoffe des Getreides und zudem eine Menge Ballaststoffe, die nicht nur die Verdauung erleichtern, sondern auch dafür sorgen, dass der Blutzuckerspiegel nur langsam ansteigt. Die gesundheitlichen Vorteile davon habe ich bereits eingehend erklärt, es genügt die Kurzfassung: je niedriger der Blutzuckerspiegel, desto niedriger die Insulinkonzentration, desto geringer das Risiko für eine ganze Reihe von Krankheiten. So haben Studien gezeigt, dass eine auf Vollkornprodukten fußende Ernährung einen wichtigen Beitrag zum Schutz vor Krebserkrankungen leistet, das Risiko für Herz-Kreislauf-Erkrankungen (also Herzinfarkte oder Schlaganfälle) um ein Fünftel senkt und jenes für Diabetes gar um die Hälfte.

Diese Wirkung ist nicht allein den Ballaststoffen zuzuschreiben, denn Vollkorn in Form von Brot, Nudeln, Mehl, Reis oder – mein Favorit! – Haferflocken liefert auch Vitamine, Mineralstoffe und Kohlenhydrate, ist also ein wichtiger Energielieferant.

Stichwort

☞ **Haferflocken**

Ich weiß schon: Bei den meisten, die in der Prä-Müslimischung-Ära aufgewachsen sind (wie ich), genießen Haferflocken keinen besonders guten Ruf. Allzu wach ist noch die Erinnerung an einen schleimig, geschmacklosen Brei. Dabei kann man aus Haferflocken so viel Gutes zaubern: vom Frühstücksmüsli über Kekse bis hin zu Kuchen oder Muffins. Was aber in erster Linie zählt: Haferflocken sind überaus gesund. Sie liefern wichtige Eiweiße, Mineralstoffe (etwa Magnesium), Vitamine, Ballaststoffe und gesunde Fettsäuren. Erhitzt man Haferflocken, bilden sich zudem bei Kontakt mit Wasser Schleimstoffe. Was nicht besonders appetitlich klingt, wirkt in unserem Verdauungstrakt wahre Wunder. Die Schleimstoffe überziehen die Darmwand mit einem schützenden Film. Wie gesagt: Sollten Sie noch in der Prä-Müslimischung-Ära aufgewachsen sein, springen Sie über Ihren eigenen Schatten: Greifen Sie zu Haferflocken!

Kohlenhydrate sind in den letzten Jahren auf der Liste der ernährungstechnischen Buhmänner ganz nach oben gerückt, obwohl ihnen Experten weltweit einen besonderen Stellenwert in der Ernährung einräumen. Sie sollen, so die weitgehend einhellige Empfehlung, etwa die Hälfte unseres Kalorienbedarfs decken. Wie passt das nun zusammen? Hier die essenzielle Bedeutung, dort der schlechte Ruf der Kohlenhydrate? Ganz einfach: Der schlechte Ruf kommt von einer undifferenzierten Betrachtung, also davon, dass alle Kohlenhydrate über einen Kamm geschoren werden. Man unterscheidet nicht zwischen guten und schlechten, solchen also, die im Körper langsam wirken und nur nach und nach ins Blut abgegeben werden, und solchen, die genau das Gegenteil tun. Zu Letzteren gehört vor allem raffinierter, also reiner Zucker, dessen Moleküle schnell ins Blut gelangen und dort eine entsprechende Reaktion des Körpers hervorrufen: die Ausschüttung von Insulin. „Low carb“ ist also vor allem dann gesund, wenn man es auf schlechte Kohlenhydrate, allen voran auf Zucker, anwendet. Vollkornprodukte können Sie dagegen durchaus essen. Nein, falsch: Vollkornprodukte sollten Sie essen!

Aus der Praxis

☞ **„Anfangs musste ich mich abends durchbeißen“**

Frau S., 36 Jahre, –14 kg, 16:8

Ein ausgiebiges Frühstück, ein gutes Mittagessen, ein Smoothie am frühen Nachmittag: In zwei Jahren hat meine Patientin Frau S. ihre ganz persönliche Formel fürs 16:8-Intervallfasten gefunden. Sie ist damit nicht nur schlanker geworden, sondern auch glücklicher. Und sie schläft viel besser als zuvor.

Frau S., die Zeit, in der Sie essen, ist mit acht Stunden kurz, die Liste der Mahlzeiten lang. Ist das nicht ein Aufwand?

Frau S.: Nein, überhaupt nicht. Zwei Mahlzeiten und ein Smoothie sind schnell zubereitet. Außerdem koche ich gern selbst, weil man dadurch bewusster isst und versteckte Salze und Zucker umgeht, mit denen die Industrie ihre Lebensmittel aufpeppt.

Sie starten Ihren Tag mit einem ausgiebigen Frühstück.

Frau S.: Ja, das muss bei mir einfach sein. Ich esse zwei Rühreier, die ich mit Kräutern und Schnittlauch würze. Dazu kommt Porridge, zubereitet mit je zur Hälfte Milch und Wasser und einigen Beeren, am besten frischen. Für den Winter habe ich einen Vorrat im Gefrierschrank. Damit esse ich mich an Werktagen satt.

... und an Wochenenden?

Frau S.: An Wochenenden brunche ich gern mit Rohschinken, Kräuteraufstrich und Brot. Ich bin übrigens von Weiß- auf Vollkornbrot umgestiegen. Dazu gibt es rohes geschnittenes Gemüse und eine pürierte Avocado. Dafür verschiebe ich das Mittagessen nach hinten.

Schauen Sie beim Mittagessen nur auf die Uhr, oder halten Sie sich sonst noch an Regeln?

Frau S.: Eigentlich esse ich mittags, worauf ich Lust habe. Nudeln, Tortellini, ein-, zweimal in der Woche auch Fisch oder Fleisch, am liebsten Wild. Außerdem mag ich Gerichte mit Quinoa, blanchiertes Gemüse oder einen frischen Salat. Und am frühen Nachmittag einen Smoothie.

Dafür verzichten Sie aufs Abendessen.

Frau S.: Das ist mir anfangs gar nicht leichtgefallen, weil es bis dahin meine Hauptmahlzeit war. Ich hatte abends immer Hunger, musste mich durchbeißen, habe Tee getrunken und manchmal auch ein bisschen geschummelt, indem ich an einer Karotte genagt habe. Nach etwa einem Monat war der Hunger abends dann plötzlich weg. Heute ist der Verzicht aufs Abendessen völlig normal, ich schlafe sogar viel besser als zuvor.

Tierische Produkte als Ergänzung

Ich habe schon eingangs dieses Kapitels darauf verwiesen: Alle Ernährungsexperten empfehlen, das Gros des Nahrungsbedarfs aus pflanzlichen Quellen zu decken, während tierische Produkte nur als Ergänzung dienen sollten. Im Mittelpunkt stehen dabei Milch und Milchprodukte, die von all jenen, die sich nicht strikt vegan ernähren, täglich zu sich genommen werden sollten. Dabei können wir uns auf zwei Vorteile verlassen. Zum einen ist die Vielfalt an Milchprodukten fast schon unendlich, allein an Käsesorten gibt es Tausende, dazu kommen unzählige Joghurtsorten, und auch aus Quark lassen sich zahlreiche leckere Speisen herstellen. Also: In Sachen Milchprodukte haben wir die Qual der Wahl. Der zweite Vorteil ist der gesundheitliche, und der interessiert mich als Arzt natürlich ganz besonders. So sorgen Milch und Milchprodukte für einen Schub an vom Körper leicht zu verwertenden Proteinen, die etwa für den Muskelaufbau oder die Muskelerhaltung notwendig sind. Vor allem im Alter ist eine proteinreiche Nahrung äußerst wichtig.

Wissen

☞ Je älter, desto proteinreicher

Wer älter wird, merkt: So ziemlich alles in seinem Körper wandelt sich. Selbst der Bedarf an Nährstoffen ist mit zunehmendem Alter ein anderer. Weil man sich weniger bewegt und die Muskelmasse abnimmt, sinkt etwa der Bedarf an Kalorien. Aus demselben Grund steigt aber auch die Notwendigkeit, Proteine zu uns zu nehmen. Sie verhindern einen allzu drastischen Muskelabbau, der zwangsläufig mit dem Alter einhergeht. Wer zu viel Muskelmasse verliert, wird nicht nur schneller müde, sondern auch unsicher auf den Beinen, was die Gefahr von Stürzen und entsprechenden Verletzungen steigert. Der fast schon alterstypische – und oft in der Folge fatale – Bruch des Oberschenkelhalses mag nur ein Beispiel sein. Ein bis 1,2 Gramm Proteine sollten Senioren deshalb Tag für Tag für jedes Kilogramm Körpergewicht zu sich nehmen. Ein 75 Kilo schwerer Senior sollte deshalb seine Muskeln mit 75 bis 90 Gramm Proteinen füttern – täglich. Das mag vielleicht nach viel klingen, kann aber weitgehend unproblematisch erreicht werden. Mit

- zwei Eiern (ca. 15 g Proteine);
- einem Viertelliter Milch (ca. 10 g Proteine);

- 50 Gramm Nüssen (ca. 10 g Proteine);
- 150 Gramm Fleisch oder Fisch (ca. 30 g Proteine);
- 60 Gramm Hartkäse (ca. 20 g Proteine)

befindet sich unser Mustersenior schon im Soll. Vor allem Eier haben in diesem Zusammenhang ihren in den 1980er-Jahren zementierten schlechten Ruf (den sie übrigens immer schon zu Unrecht hatten) verloren und gelten als ideales Frühstück für ältere Menschen.

Neben Proteinen liefern Milch und Milchprodukte auch Calcium, das Knochen und Zähne stärkt, sowie Vitamin B. Den Bedarf an Letzterem können wir ausschließlich über tierische Produkte decken. Wer demnach vegan lebt, muss darauf achten, dass er Vitamin B zusätzlich zu sich nimmt, um nicht Mangel zu leiden. Kein Problem haben Veganer dagegen mit der Calciumversorgung, die auch über pflanzliche Produkte sichergestellt werden kann. Chiasamen etwa enthalten fünfmal mehr Calcium als Milch und sind zudem reich an Omega-3-Fettsäuren.

Diese liefert als tierisches Produkt auch Fisch, der einen besonderen Stellenwert in der Ernährung einnimmt. In fast allen Weltgegenden, in denen Menschen besonders alt werden, spielt Fisch auf der Speisekarte eine wichtige Rolle, weshalb man ihn ein- oder auch zweimal wöchentlich einplanen sollte. Neben Omega-3-Fettsäuren liefert Fisch auch andere wichtige Nährstoffe. Salzwasserfische etwa versorgen uns mit Jod, das wir vor allem für die Hormonproduktion brauchen.

Stichwort

☞ **Fettsäuren**

Wenn Menschen „Fett" hören, schrillen die Alarmglocken. Das hat damit zu tun, dass Fett vor allem in den 1980er-Jahren zu einem Nährstoff-Dämon hochgeschrieben und „low fat" zu einem Marketing-Ohrwurm wurde. Ähnlich wie bei den Kohlenhydraten ist dieses rein negative Bild allerdings einer undifferenzierten Betrachtung zuzuschreiben. Schließlich gilt es, gesättigte und ungesättigte Fettsäuren zu unterscheiden. Erstere führen wir unserem Körper vor allem über Milchprodukte und Fleisch zu, und zu große Mengen sind tatsächlich schädlich. So zeigen zahlreiche wissenschaftliche Studien einen Zusammenhang zwischen gesättigten Fettsäuren und Herz-Kreislauf-Erkrankungen. Anders bei ungesättigten Fettsäuren, und zwar bei einfach wie mehrfach ungesättigten: Ihnen wird mittlerweile eine positive Wirkung auf unsere Gesundheit zugeschrieben, wobei vor allem die einfach ungesättigten Fettsäuren (etwa in Olivenöl oder Nüssen) das Risiko, an Diabetes zu erkranken sowie einen Herzinfarkt oder Schlaganfall zu erleiden, signifikant senken sollen. Ebenfalls gut fürs Herz, den Blutdruck und für die Heilung von Entzündungen sind mehrfach ungesättigte Fettsäuren, die vor allem Fisch liefert.

Ein heikles Thema ist der Fleischkonsum. Vor allem in Mittel- und Nordeuropa essen die Menschen eindeutig zu viel Fleisch, vor allem zu viel verarbeitetes (also etwa Wurst) und rotes Fleisch (Rind, Schwein, Lamm, Schaf, Ziege), die beide mit einem höheren Risiko für Darmkrankheiten bis hin zum Darmkrebs in Verbindung gebracht werden. Schon dies allein genügt einigen, zu Vegetariern zu werden, allerdings habe ich schon alle Hinweise für eine differenzierte Betrachtung des Fleischkonsums gegeben, nämlich:

- Ungesund ist ein Zuviel an Fleisch.
- Ungesund ist viel rotes Fleisch.
- Ungesund ist viel verarbeitetes Fleisch.

Verzehrt man Fleisch demnach in Maßen (Ernährungsexperten sprechen von 300 bis maximal 600 g pro Woche), setzt dabei auf weißes Fleisch oder Wild und hält seinen Konsum von verarbeitetem Fleisch in Grenzen, kann man schädliche Auswirkungen auf die Gesundheit weitgehend ausschließen. Mehr noch: Fleisch liefert wichtige Nährstoffe, allen voran die Metalle Eisen und Zink, die der Körper dringend braucht. Allerdings lügt man sich in die eigene Tasche, wenn man seinen Fleischkonsum damit rechtfertigt, dass man dem Körper die lebensnotwendigen Fettsäuren liefern müsse. Den Bedarf an Fettsäuren deckt man besser über pflanzliche Öle, die zudem reich an Vitamin E sind.

Weiße Kristalle als Feinde: Salz und Zucker

Dass zu viel Zucker der Gesundheit schadet, habe ich schon mehrfach in diesem Buch erklärt und dabei immer wieder auf die nachhaltigen Folgen für Blutzucker- und Insulinspiegel verwiesen. Hier noch einmal den Strafauszug unseres Verdächtigen namens Zucker auszubreiten, wäre also müßig. Es ist mir allerdings wichtig, dass Sie unter „Zucker“ nicht nur den „normalen“ Haushaltszucker, also Saccharose, verstehen, denn das grenzt das Blickfeld allzu sehr ein. Auch brauner Zucker oder Honig haben dieselben physiologischen Wirkungen, ja selbst Fruchtzucker wirkt ähnlich wie Saccharose. Dazu kommt, dass Zucker nicht immer sichtbar ist, es also zahlreiche Lebensmittel gibt, die uns

Zucker versteckt unterjubeln. Die Pizza aus dem Tiefkühlfach etwa ist ein Beispiel für hoch verarbeitete Lebensmittel, in denen Zucker zum Einsatz kommt, Ketchup ist ein zweites, fertige Müslimischungen sind ein drittes und die Limonaden, Colas, Eistees oder Fruchtsäfte aus dem Karton, die in Supermärkten ganze Regale füllen, ein viertes Beispiel. Es lohnt deshalb ein Blick auf die Nährstofftabelle auf den Verpackungen, um verstecktem Zucker auf die Spur zu kommen und zu verhindern, dass man unbewusst zu viel Zucker schluckt.

Ähnlich schädlich wie ein Zuviel an Zucker wirkt auch ein Zuviel von dessen optischem Doppelgänger: Salz. Vor allem die Lebensmittelindustrie hat unsere Gaumen in den letzten Jahrzehnten an einen intensiven Geschmack gewöhnt, der bei hochgradig verarbeiteten Lebensmitteln sehr häufig mit einer gehörigen Prise Salz erreicht wird. Verstehen Sie mich nicht falsch: Unser Körper braucht Salze, damit er überhaupt funktionieren kann, letztendlich macht aber auch hier die Dosis das Gift. Zu viel Salz in unseren Speisen hebt unseren Blutdruck, und wir haben schon deutlich gesehen, was ein zu hoher Blutdruck an negativen Folgen für unsere Gesundheit nach sich zieht. Wenn Sie also Ihr Herzinfarkt- oder Schlaganfall-Risiko nicht künstlich erhöhen wollen (wovon ich ausgehe), achten Sie darauf, Ihre Mahlzeiten nicht zu stark zu salzen. Achten Sie allerdings noch mehr darauf, nicht zu viele hochgradig verarbeitete Lebensmittel (von der Wurst bis zum Tiefkühl-Fertiggericht) zu sich zu nehmen, weil diese meist mit (zu) hohen Salzdosen als Geschmacksverstärker hergestellt werden.

Lassen Sie mich nach all diesen Tipps, nach all den Hinweisen auf gesunde und weniger gesunde Nahrungsmittel noch einmal zur

Ausgangsfrage dieses Kapitels zurückkehren: Darf ich nach Ende des Fastenintervalls essen, was und wie viel ich will? Die Antwort dürfte klar sein: Nein, das dürfen Sie nicht. Oder besser: Nein, das sollten Sie nicht. Achten Sie stattdessen auf Ihre Ernährung und darauf, was Sie in welchen Mengen zu sich nehmen. Und orientieren Sie sich an ein paar wenigen Leitlinien:

- **Essen Sie mit Hirn!** Widmen Sie Ihren Mahlzeiten ein wenig Zeit, denken Sie darüber nach, was Sie kochen und/oder essen wollen, was Ihrem Körper und Ihrer Seele guttut und wie der Wochenspeiseplan bisher ausgesehen hat. Denken Sie dafür weniger an die Diät und ans Abnehmen. Das stellt sich beim Intervallfasten in Kombination mit einer ausgewogenen, maßvollen Ernährung von selbst ein.
- **Essen Sie mit Genuss!** Geben Sie sich Zeit, Ihr Essen zu genießen, hetzen Sie nicht! Und selbst wenn Sie auf Intervallfasten gekommen sind, um abzunehmen, haben Sie keine Angst vor dem Essen! Genießen Sie es trotzdem, schränken Sie sich nicht zu sehr ein!
- **Sorgen Sie für Abwechslung!** Wer immer nur dasselbe isst, empfindet Essen irgendwann als Last statt als Genuss. Kochen und essen Sie daher abwechslungsreich, probieren Sie immer wieder Neues, und setzen Sie dabei vor allem auf die Zutaten, die wir bereits genannt haben: viel Gemüse und Obst, Vollkorn statt Weißmehl, Milch und Milchprodukte.
- **Führen Sie sich nicht in Versuchung!** Gesund essen heißt maßvoll essen. Dabei spielt auch die Psychologie eine Rolle. Weil ein großer Teller immer leer ausschaut, besser einen kleinen nehmen. Und häufen Sie nicht Essen darauf, sondern setzen Sie auf kleinere Portionen. Weil öfter nachgefüllt werden muss, stellt sich eher das Gefühl ein: Jetzt reicht's. Und weil das Auge nun einmal mitisst, sollten auch

optische Versuchungen verschwinden. Also: Weg mit den Süßigkeiten auf dem Tisch!

In aller Kürze

- Beim Essen im Rahmen des Intervallfastens geht es allein um das Wann und nicht um das Was. Dieser Slogan stimmt nur, solange man ausschließlich das Abnehmen vor Augen hat. Die so vielfältigen gesundheitlichen Effekte längerer Essenspausen werden dagegen durch eine falsche, maßlose, ungesunde Ernährung in den Essensphasen unterminiert.
- Seit Jahrzehnten schon befassen sich Ernährungsexperten, Ärzte und Wissenschaftler intensiv mit der Frage, wie sich der Mensch ernähren sollte, damit er möglichst lange gesund und fit bleibt. Diese intensive Beschäftigung hat zu einer ausufernden Fülle von Literatur geführt und zu zahlreichen Vorgaben, die über die Jahre geändert, angepasst und manchmal auch gänzlich über den Haufen geworfen worden sind.
- Den besten Leitfaden für eine ausgewogene, gesunde, maßvolle Ernährung liefern die zehn Ernährungsregeln der Deutschen Gesellschaft für Ernährung (DGE), die auch ich auf ganzer Linie mittragen kann.
- Die erste und wichtigste dieser Regeln ist: „Nutzen Sie die Lebensmittelvielfalt, und essen Sie abwechslungsreich!" So sorgen Sie für eine ausreichende Versorgung mit den lebensnotwendigen Nährstoffen (Kohlenhydrate, Fette, Proteine, Vitamine und Mineralstoffe). Zudem steigern Sie den Genuss am Essen, und beschäftigen sich mit ihm. Das allein schon führt tendenziell zu einer gesünderen Ernährung.

- Essen Sie viel Gemüse und Obst (fünf Portionen am Tag), geben Sie in der Versorgung mit Kohlenhydraten Vollkornmehl den Vorzug gegenüber Weißmehl, und verzichten Sie, wo auch immer möglich, auf raffinierten Zucker und zu viel Salz.
- Pflanzliche Produkte bilden den Grundstock der Ernährung, tierische ergänzen diese nur, liefern aber wichtige Nährstoffe.
- Meine Empfehlungen für eine ausgewogene, gesunde Ernährung lassen sich in vier Tipps zusammenfassen:
    - Essen Sie mit Hirn, denken Sie also darüber nach, was Sie essen!
    - Essen Sie mit Genuss, und haben Sie kein (falsches) schlechtes Gewissen!
    - Sorgen Sie für Abwechslung, und halten Sie Langeweile aus dem Spiel!
    - Führen Sie sich nicht in Versuchung!

MUSS ICH EIN SCHLECHTES GEWISSEN HABEN, WENN ICH DIE REGELN BRECHE?

Gegen das schlechte Gewissen

Es gibt Angenehmeres, als Diät zu halten, da sind wir uns einig. Vor allem Mono- und Radikaldiäten scheitern oft daran, dass der Einsatz, den man erbringen muss, zu hoch, der Einschnitt ins Leben zu tief und das Bedürfnis nach einem „normalen" Essen überwältigend wird. Mit Verzicht ist auch das Intervallfasten verbunden, selbst wenn unsere „Diät" in erster Linie daraus besteht, zwischen den Mahlzeiten längere Pausen einzulegen. Wir können, und das ist Fakt, nicht essen, wann immer der Magen oder das Hirn uns das signalisiert, sondern müssen die Signale unterdrücken und immer wieder einmal dem Teufelchen Paroli bieten, das uns ins Ohr flüstert: „So schlimm wird's schon nicht sein …!" Meine Erfahrung mit Patienten, die intermittierend fasten, hat gezeigt, dass dabei vor allem ein Gedanke als belastend empfunden wird: Jeder Bissen während des Fastenintervalls bedeutet, das Fasten zu brechen und damit grundlegend gegen die Regeln zu verstoßen. Selbst wenn es nur ein trockener Cracker ist.

Dieser Gedanke ist aus medizinischer Sicht natürlich richtig. Jedes Häppchen – und sei es noch so klein – löst eine metabolische Reaktion aus und unterbricht damit das für den Körper so gesunde Funktionieren im Reservemodus, sprich im Fettstoffwechsel. Das wissen Intervallfastende und haben deshalb oft ein enorm schlechtes Gewissen, wenn Sie der Versuchung einmal nicht widerstehen können. Dieses schlechte Gewissen führt – wenn es anhält – dazu, dass sich Druck aufbaut, dass der gesunde Lebensstil, für den man sich entschieden hat, immer mehr als Qual empfunden wird und man die Entscheidung immer stärker infrage stellen wird. Irgendwann wird der seelische Druck so groß, dass man das Intervallfasten abbrechen und in den alten Trott zurückkehren wird – im Wissen allerdings, dass man das Falsche tut. Die Kluft zwischen Wissen und Können, zwischen Anspruch und Wirklichkeit wird in diesen Fällen häufig als Versagen empfunden. Selbstzweifel und ein angeschlagenes Selbstwertgefühl sind oft die Folgen. Das allein ist aus sozialer, aber auch aus medizinischer Sicht schon bedenklich. Von meiner Warte als Arzt aus gesehen aber noch bedenklicher ist, dass dieses Gefühl des Versagens immer wieder dazu führt, dass sich die Patienten gehen lassen. Nach dem Motto: Jetzt ist es sowieso schon egal ...

Dieser Teufelskreis kann unterbrochen werden, wenn man sich grundsätzlich weniger Druck auferlegt, wenn man sich nicht (immer) sklavisch an die Regeln hält und man das Intervallfasten nicht als Zwang, sondern als Chance begreift. Als Chance, seinem Körper etwas Gutes zu tun, als Chance, ein paar überflüssige Pfunde zu verlieren, als Chance, länger gesund und fit zu bleiben. Wichtig ist dabei die Erkenntnis: Diese Chance bleibt auch bestehen, wenn ich hie und da einmal der Versuchung nachgebe, wenn ich nicht widerstehen kann, wenn ich einmal über die Stränge schlage. Kein Problem! Es geht darum, dass die Richtung stimmt, dass die Regeln des Intervallfastens an den meisten Tagen eingehalten werden. Oder sehen Sie es einmal so: Jeder Tag, an dem unser Körper von den vielen gesundheitlichen Vorteilen ausgedehnter Essenspausen profitieren kann, ist ein guter Tag. Und jeder Tag, an dem er das nicht tun kann, ist einer, wie wir ihn vor der

Entscheidung für das Intervallfasten durchgängig hatten – also keine Verschlechterung gegenüber dem Status quo ante, der Situation also, bevor wir uns fürs Intervallfasten entschieden haben. Wenn wir uns das vor Augen halten, dann bleibt auch das schlechte Gewissen aus, dann entsteht kein Leidensdruck. Und noch ein Tipp für den Fall, dass das schlechte Gewissen doch einmal anklopfen sollte: Steigen Sie in solch einem Moment auf die Waage, und vergleichen Sie Ihr Gewicht – nicht mit jenem vom Tag zuvor, sondern mit jenem vor der Entscheidung für das Intervallfasten. Ich garantiere Ihnen, dass sich das schlechte Gewissen im Nu verflüchtigt.

Apropos Waage: Ich rate dringend davon ab, sich Tag für Tag auf dieselbe zu stellen, denn unser Gewicht hängt im Gramm- und Dekagrammbereich von so vielen Faktoren ab, dass es zwangsläufig ein Auf und Ab geben wird, selbst wenn Sie sich stets zur selben Zeit auf die Waage stellen. Wichtig ist, dass der langfristige Trend stimmt, dass Sie über die Zeit gesehen also ab- und nicht zunehmen. Dieser Trend verkraftet durchaus einmal einen Ausreißer nach oben, Sie können durchaus in einer Woche mehr wiegen als in der Woche zuvor. Nur wenn die Steigerung anhält, sollten Sie Ihren neuen Lebensstil, nein, nicht unbedingt überdenken, aber doch zumindest an der Feinjustierung arbeiten und vielleicht da und dort eine Schippe drauflegen. Bei der Bewegung etwa. Am besten, Sie besprechen das mit Ihrem Arzt. Er wird Ihnen sagen können, an welchen Schrauben Sie zu drehen haben.

Jokertage als Belohnung

Gegen das schlechte Gewissen, gegen den selbst auferlegten Druck hilft noch eines: der Jokertag. Ich mag diesen Begriff sehr viel lieber als den englischen Ausdruck „cheat day“, also Schummeltag, weil wir ja niemanden beschwindeln. Schon gar nicht uns selbst. Wir brauchen also keine Heimlichtuerei, wir brauchen kein schlechtes Gewissen zu haben, sondern legen bewusst Tage ein, an denen wir auf unsere Fastenroutine verzichten, an denen wir mit dem gewohnten Rhythmus von Essen und Essenspausen brechen und uns an keine Regeln halten. Oder zumindest an fast keine. Jokertage sind als kleine Belohnung einerseits gedacht, als „Zuckerl“ (bitte möglichst nicht wörtlich nehmen!) für uns, die wir Tag für Tag Versuchungen widerstehen. Sie sind andererseits aber auch eine Möglichkeit, das intermittierende Fasten noch besser mit unserem sozialen Leben vereinbaren zu können, als dies ohnehin schon der Fall ist. Ein Beispiel: Sie haben sich für die 16:8-Methode entschieden und kommen seit dieser Entscheidung ohne Frühstück aus, essen also nach dem Abendessen am nächsten Tag frühestens mittags wieder. Und dann werden Sie zum Brunch eingeladen. Was tun? Man kann eine miese Ausrede erfinden, aber das ist weder fair noch angenehm. Man kann mit Verweis auf die eigene Fastenroutine absagen, das ist aber auch nicht unbedingt die feine englische Art. Man kann zum Brunch gehen und nichts essen. Das ist noch weniger fein und englisch. Oder man kann einen Joker ziehen und das Fasten an diesem Tag verschieben, sodass man den Brunch genießt, dann aber auf Mittag- und Abendessen verzichtet. Und wenn man es schafft, auch das Frühstück am Tag danach auszulassen, ist man schon wieder im gewohnten Fasten-Essen-Rhythmus angelangt. Schließlich fußt das Intervallfasten nicht auf einer rigiden Regelauslegung, sondern auf dem Prinzip der Essenspausen. Wann wir diese einlegen, ist unserem Körper herzlich egal.

Es gibt noch eine zweite Möglichkeit, Jokertage einzusetzen, indem man einen ganzen Tag lang auf Fastenintervalle verzichtet und „normal" isst. Wobei das Wort „normal" hier ganz bewusst unter Anführungszeichen gesetzt ist, werden Sie doch merken, dass schon nach wenigen Wochen der 16:8- oder 5:2-Rhythmus Ihr neues Normal sein wird. Ein Jokertag in diesem neuen Normal bedeutet also, einen Tag lang nicht zu fasten. Im 5:2-Rhythmus ist dies ohnehin kein Problem, aber auch im 16:8-Modell kann man solche ganzen Jokertage zur Belohnung einschieben. Viele meiner Patienten suchen sich etwa bewusst einen Tag am Wochenende (oder auch das ganze Wochenende) aus, um das Intervallfasten auszusetzen. Auch das ist besser mit dem gesellschaftlichen Leben vereinbar als ein striktes, keine Ausnahmen kennendes Intervallfasten. Andere entscheiden sich wiederum dafür, das intermittierende Fasten im Urlaub auszusetzen, weil sie diesen ohne Einschränkungen und ohne jeglichen Verzicht genießen wollen. Das ist ebenso verständlich und durchaus legitim.

Wichtig ist nur: Machen Sie sich bewusst, dass der Jokertag eine Ausnahme von der Regel darstellt, damit er nicht zur Regel wird. Dann können Sie Ihren wohlverdienten Jokertag genießen – ganz ohne schlechtes Gewissen.

In aller Kürze

- Intervallfastende sollten nicht den Fehler machen, zu streng an den Regeln zu kleben. Das erhöht nicht nur den Druck, sondern auch das Risiko eines Abbruchs.
- Wichtig ist, das Intervallfasten nicht als Zwang, sondern als Chance zu begreifen. Als Chance, seinem Körper etwas Gutes zu tun, als Chance,

ein paar überflüssige Pfunde zu verlieren, als Chance, länger gesund und fit zu bleiben. Diese Chance bleibt auch bestehen, wenn man hie und da einmal einer Versuchung nachgibt.

- Jeder Tag, an dem unser Körper von den vielen gesundheitlichen Vorteilen ausgedehnter Essenspausen profitieren kann, ist ein guter Tag. Und jeder Tag, an dem er das nicht tun kann, ist einer, wie wir ihn vor der Entscheidung für das Intervallfasten durchgängig hatten – also keine Verschlechterung gegenüber dem Status quo ante.
- Ignorieren Sie leichte Aufs und Abs in der Gewichtsentwicklung! Wichtig ist, dass der langfristige Trend stimmt, dass Sie über die Zeit gesehen also ab- und nicht zunehmen.
- Belohnen Sie sich ab und zu mit einem Jokertag, einem Tag also, an dem Sie Ihre Fastenroutine anpassen oder gänzlich darauf verzichten! Solche Jokertage können Sie an Wochenenden einschieben oder im Urlaub. Wichtig ist nur: Machen Sie sich bewusst, dass der Jokertag eine Ausnahme von der Regel darstellt, damit er nicht zur Regel wird.

DARF (ODER SOLL) ICH ALS SPORTLER INTERMITTIEREND FASTEN?

Sport und Intervallfasten: Warum nicht?

Die Frage danach, ob man als Sportler intermittierend fasten darf oder nicht, ist mit einem eindeutigen „Ja" zu beantworten. Natürlich darf man! Medizinisch spricht nichts gegen eine Kombination aus Fasten und Sport, auch muss man keine Leistungseinbußen befürchten, wenn man sich einmal an den neuen Lebensstil gewöhnt hat. Und wenn wir uns zudem das gesundheitliche Plus des Fastens vor Augen halten, dann kann man auch die zweite Frage mit „Ja" beantworten: Ja, man sollte als Sportler intermittierend fasten. Schließlich addiert man damit zu den gesundheitlichen Wirkungen der Bewegung auch noch jene des Fastens. Und kommt auch noch eine ausgewogene Ernährung dazu, sind wir genau bei dem Lebensstil, der in meinen Augen der ideale für ein langes und gesundes Leben ist.

Stichwort: ausgewogene Ernährung. Sportler sind meist relativ sensibel dafür, was sie zu sich nehmen und worauf sie verzichten. Sie haben also schon von Vornherein ein Gespür für die richtige Ernährung, weshalb ihnen eine Umstellung auf das Intervallfasten leichter fallen dürfte als Menschen, die gewohnt sind, alles in jeder beliebigen Menge zu essen. Dazu kommt, dass all jene, die sich viel bewegen, kaum unter überschüssigen Kilos zu leiden haben. Beides – die bewusste Ernährung und das fehlende Übergewicht – sorgt dafür, dass die Insulinsensibilität von Sportlern im Vergleich zu übergewichtigen Sportmuffeln sehr viel höher ist, ihr Insulin- und Blutzuckerspiegel deshalb niedriger. Die Nebenwirkungen des intermittierenden Fastens, die sich aus einem Blutzuckersturz ergeben, sind bei Sportlern also nicht zu erwarten.

Trotzdem sollten auch Sportler nicht gedankenlos auf das Intervallfasten umsteigen, sondern sich mit den verschiedenen Möglichkeiten auseinandersetzen, die ich bereits beschrieben habe. Grundsätzlich rate ich Sportlern oder Menschen, die sich (auch bei der Arbeit) viel bewegen, zur 16:8-Methode und weniger zur 5:2-Diät oder gar zum alternierenden Fasten. Dies liegt daran, dass wir durch intensive körperliche Aktivität eine Menge Energie verbrauchen und zeitnah für Nachschub sorgen müssen. Ganze Fasttage können da auch schon einmal zu Mangelerscheinungen und zu Antriebslosigkeit führen. Das 16:8-Modell passt dagegen bestens in den Tagesablauf eines Sportlers, leere Energiespeicher können immer wieder aufgefüllt werden, und so braucht man sich auch keine Sorgen um eine Abnahme der Leistungsfähigkeit zu machen.

Aus der Praxis

☞ **„Bin geistig frischer und im Sport leistungsfähiger"**

Frau M., 49 Jahre, –9 kg, 16:8

Nach der Geburt ihrer beiden Kinder lag Frau M. zwölf Kilo über ihrem Normalgewicht. Dieser Ballast machte sich bemerkbar, als begeisterte Hobbysportlerin konnte Frau M. nicht mehr an ihre gewohnten Leistungen anknüpfen. Seit vier Jahren ist sie nun begeisterte Intervallfasterin, und die Lebensumstellung lohnt sich – nicht nur im Sport.

Frau M., Sie haben dem gewohnten Lebensstil mit drei Mahlzeiten am Tag Lebewohl gesagt. Warum?

Frau M.: Wo steht denn geschrieben, dass der Mensch nur mit drei oder fünf Mahlzeiten am Tag überleben kann? Ich hatte früher immer das Gefühl zu essen, nicht weil ich Hunger hatte, sondern weil ich es gewohnt war. Mein Kopf brauchte etwas zur Beruhigung.

Dann haben Sie das Intervallfasten für sich entdeckt ...

Frau M.: Nach meinen beiden Kindern habe ich richtig an Gewicht zugelegt, ein Zustand, der mir überhaupt nicht gefallen hat. Schließlich kam dadurch auch mein geliebter Sport zu kurz. Das Intervallfasten sollte ein Ausweg sein, so etwas wie meine letzte Hoffnung.

Hat es sich denn gelohnt?

Frau M.: Ich habe von den zwölf Kilogramm wieder neun verloren und halte mein neues Gewicht problemlos, ohne dass ich je das Gefühl hätte, auf etwas verzichten zu müssen oder auf Diät zu sein. Mehr noch: Ich genieße mein Essen nun viel mehr und bin insgesamt glücklicher als vorher.

Woran liegt das, was glauben Sie?

Frau M.: Mir geht es gesundheitlich sehr gut, meine Magenschmerzen sind wie weggeblasen, die Verdauung ist regelmäßig, und Kopfschmerzen habe ich auch keine mehr.

Hat Ihre Leistungsfähigkeit unter dem Intervallfasten gelitten?

Frau M.: Im Gegenteil: Im Sport bin ich viel leistungsfähiger, meine Gelenkschmerzen haben nachgelassen. Und auch geistig fühle ich mich in der Fastenzeit frischer und klarer, ich kann mich besser konzentrieren, und meine Merkfähigkeit hat sich deutlich verbessert. Insgesamt bin ich viel produktiver als vorher.

Wann essen? Wann fasten? Wann sporteln?

Wie wir wissen, lebt das Intervallfasten von unserem Blick auf die Uhr, schließlich geht es doch prinzipiell darum, wann wir essen und wann wir fasten. Deshalb ist es auch einigermaßen logisch, dass sich bei Sportlern die Frage stellt, wann sie innerhalb dieses streng getakteten Alltags sporteln sollten. Mein Tipp: Stellen Sie sich langsam und schrittweise um. Wenn Sie sich an das von mir empfohlene 16:8-Modell halten, sollten Sie anfangs in den acht Stunden sporteln, in denen Sie essen dürfen oder doch zumindest nicht lang nach der letzten Mahlzeit. Der Vorteil ist: Nach dem Essen ist der Glukosespeicher voll, schnelle Energie über den Zuckerstoffwechsel ist daher verfügbar, und man wird sich beim Sport besser fühlen. Nach und nach kann man die Sport- und Trainingseinheiten auch in die Fastenphasen verschieben. Der Körper hat sich dann an die Umstellung angepasst und ist auch in der Fastenphase voll leistungsfähig. Durch die Kombination aus Sport und Fasten wird der Fettstoffwechsel noch weiter angekurbelt, alle positiven gesundheitlichen Wirkungen des Fastens werden durch den Sport zusätzlich gesteigert.

Sport ist also kein Hindernis beim Intervallfasten (oder umgekehrt), es gibt vielmehr eine gegenseitige Befruchtung. Der Zusammenhang ist dabei auf den ersten Blick ein einfacher: Durch den Sport wird der Energieverbrauch gesteigert. Energie wird im Körper, das kennen wir bereits, zuerst aus dem Glukosespeicher gewonnen, danach durch den Abbau der Fettspeicher. Je mehr wir uns also bewegen, desto schneller ist der Glukosespeicher leer, und desto schneller wird auf die Fettpölsterchen zurückgegriffen. Unser Körper schaltet also früher in den Reservemodus als ohne körperliche Aktivität. Und genau dieser Reservemodus fördert die positiven Wirkungen des Fastens auf unsere

Gesundheit zutage: die Reduktion von Gewicht und Bauchfett, die Senkung des Insulinspiegels und die Steigerung der Insulinsensibilität, die Verminderung von Blutdruck und Entzündungen, die Förderung der Zellreparatur, das Bremsen der Zellalterung und die Steigerung der Hirnfunktionen. Das sind alles Zusammenhänge, die ich in vorhergehenden Kapiteln schon ausführlich beschrieben habe. Was fehlt, ist die Schlussfolgerung, die wir für Sportler aus alldem ziehen: Es ist die Erkenntnis, dass Sportler (oder Menschen, die sich viel bewegen) durch ein früheres Umschalten auf den Reservemodus entweder länger von den Wirkungen des Fastens profitieren oder die Fastenintervalle verkürzen können. Die Entscheidung zwischen diesen beiden Möglichkeiten liegt bei jedem Einzelnen und hängt auch von den ganz individuellen gesundheitlichen und sportlichen Zielen ab.

Tipp

☞ **Der Sport-Joker**

Sporteln spielt uns beim Intervallfasten einen Joker in die Hände. Weil wir durch Bewegung unseren Energieverbrauch steigern, schaltet der Körper schneller in den Fastenstoffwechsel mit all seinen positiven Auswirkungen auf unsere Gesundheit als ohne Bewegung. Spielen wir den Sport-Joker aus, können wir das Fastenintervall deshalb verkürzen, ohne dass das intermittierende Fasten dadurch an Effizienz einbüßen würde. Aus dem 16:8-Rhythmus wird so – je nach sportlicher Intensität – ein 15:9- oder gar ein 14:10. Spielen wir den Joker nicht, behalten wir also unser 16:8-Intervall bei, verlängern wir die Dauer des Fastenstoffwechsels und erhöhen die tägliche Effizienz. Ob wir den Joker ausspielen oder nicht, ist deshalb eine Entscheidung zwischen den Möglichkeiten, die Zeit des Verzichts zu verkürzen oder jene der Wirkung zu verlängern. Wofür ich mich als Arzt entscheiden würde, können Sie sich ja denken …

Muskeln durch Fasten?

Wenn wir Intervallfasten und Sporteln gemeinsam betrachten, ist noch ein medizinischer Zusammenhang von Interesse, den ich schon bei den gesundheitlichen Wirkungen längerer Essenspausen ausführlich beschrieben habe: Fasten stimuliert die körpereigene Produktion des Wachstumshormons HGH und fördert damit tendenziell das Muskelwachstum. Schließlich befeuert das Wachstumshormon – wie sein Name schon vermuten lässt – den Baustoffwechsel (Anabolismus), der für den Aufbau von Stoffen und hier speziell für den Aufbau von Muskeln sorgt.

Wenn Sie den vorletzten Satz allerdings aufmerksam gelesen haben, wird Ihnen das Wort „tendenziell" aufgefallen sein, denn: Man sollte seine Erwartungen in Sachen Muskelaufbau nicht in den Himmel schrauben und glauben, man verwandle sich durch Fasten in Arnold Schwarzenegger. Eher wirkt die stimulierende Wirkung des Wachstumshormons dem Abbau von Muskelmasse durch die reduzierte Energieaufnahme entgegen, was bedeutet: Man verliert beim intermittierenden Fasten zwar – wie bei herkömmlichen Diäten auch – an Muskelmasse, der Verlust fällt allerdings deutlich geringer aus als bei anderen Diäten. Und mit gezieltem Training kann dieser Verlust gänzlich aufgefangen werden. Für Sportler, vor allem für Ausdauersportler, mag noch ein weiterer Effekt eines hohen Wachstumshormonspiegels interessant sein: Das Hormon fördert die Kondition und die Muskelregeneration, sorgt also dafür, dass wir ausdauernder Sport treiben können und danach schneller wieder auf die Beine kommen.

In aller Kürze

- Sportler dürfen nicht nur intermittierend Fasten, aus gesundheitlicher Sicht sollten sie es sogar. Schließlich addiert man damit zu den gesundheitlichen Wirkungen der Bewegung auch noch jene des Fastens.
- Sportlern rate ich zur 16:8-Methode, weil durch intensive körperliche Aktivität eine Menge Energie verbraucht wird und bei dieser Intervallfasten-Methode zeitnah für Nachschub gesorgt wird, sodass die Leistungsfähigkeit nicht leidet.
- Um den Körper nicht zu überlasten, empfehle ich, anfangs in den acht Stunden zu sporteln, in denen man essen darf. Nach und nach kann man die Sport- und Trainingseinheiten auch in die Fastenphasen verschieben. Der Körper hat sich dann an die Umstellung angepasst und ist auch in der Fastenphase voll leistungsfähig.
- Sporteln spielt uns beim Intervallfasten einen Joker in die Hände. Weil wir durch Bewegung unseren Energieverbrauch steigern, schaltet der Körper schneller in den Fettstoffwechsel. Wir haben also die Wahl, das Fastenintervall – bei gleicher Wirkung – zu verkürzen oder die Dauer der Wirkung zu verlängern.
- Essenspausen fördern die körpereigene Produktion des Wachstumshormons HGH. Der Verlust an Muskelmasse fällt deshalb beim Intervallfasten deutlich geringer aus als bei anderen Diäten. Mit gezieltem Training kann dieser Verlust gänzlich aufgefangen werden.

WER SOLLTE AUF INTERVALLFASTEN VERZICHTEN?

Warum den Arzt fragen?

Intervallfasten bringt körperlich zwar eine ganze Reihe von Umstellungen mit sich, keine davon belastet den Körper aber über die Maßen. Deshalb haben gesunde Menschen mittleren Alters auch kaum einmal Probleme, wenn sie ihren Lebensstil ändern und auf das intermittierende Fasten umstellen. Trotzdem rate ich jedem und jeder, sich vor diesem doch sehr einschneidenden Schritt mit seinem oder ihrem Arzt zu beraten und abzuklären, ob es Kontraindikationen gibt, also Gründe, warum gerade Sie nicht geeignet sein sollten, künftig intermittierend zu fasten. Dies gilt nicht nur (aber in besonderem Maße) für ältere Menschen und auch dann, wenn Sie nicht in eine der Kategorien fallen, die grundsätzlich vorsichtig an das Intervallfasten herangehen oder gänzlich darauf verzichten sollten.

Noch etwas macht den Besuch beim Arzt durchaus sinnvoll, ratsam und auch notwendig. Wie wir schon mehrfach geschildert haben, ist der Gewichtsverlust einer der Hauptgründe, warum Menschen überhaupt auf das Intervallfasten setzen. Ein solcher Gewichtsverlust hat eine ganze Reihe positiver Auswirkungen auf die Gesundheit, zugleich aber auch eine medizinische Implikation, die man nicht vergessen darf: Ändert sich das Körpergewicht, ändern sich in vielen Fällen auch der Medikamentenbedarf oder zumindest die Dosierung. Müssen Sie also regelmäßig Medikamente einnehmen, etwa (aber nicht nur!) Blutverdünner, Antipsychotika, Antidepressiva oder Immunsuppressiva, klären Sie vorab mit Ihrem Arzt, wie sich die Einnahme mit einer Gewichtsabnahme vereinbaren lässt, ob sich also bei sich veränderndem Gewicht auch etwas an der Medikamentendosis ändert. Ansonsten riskieren Sie eine Überdosierung und damit mitunter schwerwiegende gesundheitliche Schäden. Dazu kommt, dass viele Medikamente nur in Kombination mit Nahrungsmitteln eingenommen werden können, damit sie wirken können, andere dürfen nicht auf leeren Magen genommen werden, weil sie die Magenschleimhaut angreifen. Auch hier gilt deshalb: Klären Sie das alles mit Ihrem Arzt ab!

Vorsichtig sein sollten auch Frauen, die hormonell verhüten. Starke Schwankungen des Körpergewichts, vor allem aber tiefgreifende Eingriffe in die Ernährungsgewohnheiten können Folgen auf die Wirkung der Pille zeitigen, sodass sie in manchen Fällen wirkungslos bleibt. Ein Beratungsgespräch mit Ihrer Gynäkologin oder Ihrem Gynäkologen würde ich auch in diesem Fall dringend anraten.

Schließlich sei noch auf eine Reihe von Krankheiten verwiesen, auf die das Intervallfasten Einfluss haben könnte, weshalb Patienten nur unter medizinischer Aufsicht oder doch zumindest unter einer stetigen Kontrolle intermittierend fasten sollten:

- Demenz;
- Diabetes mellitus Typ 1 und Typ 2;
- Leber- oder Niereninsuffizienz;
- Über- oder Unterfunktion der Schilddrüse;
- Gicht;
- Sucht- oder psychiatrische Erkrankungen;
- Schweres Übergewicht;
- Krebserkrankungen;
- Erkrankungen der Herzkranzgefäße;
- Magen- oder Zwölffingerdarmgeschwüre.

Intervallfasten? In diesen Fällen besser nicht!

Es gibt Kategorien von Menschen, denen ich von einer Umstellung des Lebensstils auf ein Intervallfasten nur abraten kann. Auch in bestimmten Lebenssituationen kann eine solche Umstellung genau das Gegenteil von dem bewirken, was wir eigentlich damit bezwecken. Anstatt gesundheitlich heilsam zu sein, richtet das Intervallfasten gesundheitliche Schäden an, die in bestimmten Fällen schwerwiegend und nachhaltig sein können. Sollten Sie also einer der im Folgenden beschriebenen Kategorien angehören, lassen Sie besser die Finger vom Intervallfasten.

Sollen Kinder intermittierend fasten?

Ich weiß: Wer selbst intermittierend fastet, hat ein kleines Problem, wenn er Kinder hat. Schließlich verzichtet man zwar selbst auf mindestens eine Mahlzeit, muss den Kindern aber trotzdem drei bieten. Die Bequemlichkeit des Intervallfastens bleibt dadurch auf der Strecke. Mehr noch: Die Versuchung steigt, selbst zuzugreifen, wenn man für jemanden kochen muss. Und damit sinken die Erfolgsaussichten, das Intervallfasten dauerhaft durchzuhalten. Schon allein aus diesen Gründen bin ich schon oft gefragt worden, ob es denn nicht auch Kindern und Jugendlichen nütze, intermittierend zu fasten. Meine Antwort war und ist immer dieselbe: Leider nicht. Solange Kinder und Jugendliche wachsen, ist ihr Energiebedarf ein ganz anderer als der von Erwachsenen. Entzieht man ihnen die benötigte Energie (oder auch nur einen Teil davon), leidet ihre körperliche und geistige Entwicklung, weshalb man davon absehen sollte, Heranwachsende auf Diät zu setzen.

Schwanger werden, schwanger sein

Schon im vorhergehenden Abschnitt habe ich aufgezeigt, dass Intervallfasten mitunter die Wirkung der Pille zur Empfängnisverhütung beeinträchtigen kann. Diese Überlegung kann man noch ausweiten. Wer seine Ernährung radikal umstellt oder seinen Körper in ein Energiedefizit zwingt, beeinflusst dadurch auch den Hormonspiegel. Wissenschaftliche Studien haben etwa nachgewiesen, dass Hunger den Menstruationszyklus beeinflusst, dass die Regelblutung also unregelmäßig wird oder gänzlich ausbleibt. Das ist wohl – wie so vieles in der Medizin – auf die Evolution zurückzuführen: In Hungerphasen sollten die weiblichen Körper nicht zusätzlich durch eine Schwangerschaft belastet werden. Und der Aufzucht eines Säuglings ist eine Hungerphase auch nicht förderlich. Nun leidet man beim intermittierenden Fasten zwar nicht Hunger, in abgeschwächtem Maße kann man die eben geschilderten Erkenntnisse aber auch auf diese Diät übertragen, denn: einen Einfluss auf den Hormonspiegel hat auch das Intervallfasten. Obwohl es keinen wissenschaftlich belegten Effekt auf die Fruchtbarkeit gibt, raten deshalb die allermeisten Mediziner – und ich schließe mich diesen an – davon ab, auf das Intervallfasten umzustellen, wenn man schwanger werden möchte.

Noch sehr viel einhelliger ist die medizinische Fachmeinung, wenn es um die Kombination von Intervallfasten und Schwangerschaft geht. Man kann Schwangeren nur abraten, in irgendeiner Art und Weise zu fasten. Zwar fehlt auch hier eine wissenschaftliche Datenbasis, die Logik legt aber nahe, dass das Risiko einer Mangelversorgung des Fötus zu groß ist. Wenn der Volksmund sagt, Schwangere müssten für zwei essen, dann hat er schließlich nicht ganz unrecht – vor allem bei einer fortgeschrittenen Schwangerschaft. Wer sich selbst in der

Schwangerschaft nicht ausreichend mit Nährstoffen und Energie versorgt, ist kaum in der Lage, diese Versorgung für den Fötus sicherzustellen, sodass man – wohl im besten aller Fälle – „nur" ein niedriges Geburtsgewicht riskiert. Deshalb meine dringenden Ratschläge: Setzen Sie das Intervallfasten aus, sobald Sie erfahren, dass Sie schwanger sind! Oder verschieben Sie die Umstellung auf ein intermittierendes Fasten auf später! Genießen Sie Ihre Schwangerschaft möglichst ohne Einschränkungen!

Stillende Mütter brauchen Energie

Kein Intervallfasten beim Schwangerwerden, keines beim Schwangersein, aber wie sieht es danach aus? Die Antwort ist einfach: Haben Sie Geduld! Solange Frauen Ihre Babys stillen, sollten sie nicht fasten, nicht einmal intermittierend. Die Begründung für diesen Ratschlag ist eine ähnliche wie jene bei Kindern und Jugendlichen. Der Energiebedarf einer Stillenden ändert sich, schon allein die Milchproduktion verschlingt rund 500 Kilokalorien täglich, sodass der Grundbedarf erheblich steigt. Enthalten stillende Mütter ihrem Körper die nötige Energiezufuhr vor, riskieren sie, müde und antriebslos zu werden. Zudem wird die Milchproduktion zurückgefahren, was wiederum auf Kosten des Säuglings geht, der in den ersten Wochen möglichst exklusiv von Muttermilch leben sollte.

Ich weiß natürlich von vielen Patientinnen, wie groß das Verlangen ist, die überschüssigen Kilos nach einer Schwangerschaft möglichst schnell wieder loszuwerden. Es gibt aber andere, weniger einschneidende Methoden, um dieses Ziel zu erreichen. Auch wenn Sie nämlich auf das Intervallfasten verzichten, bis Sie abstillen, bleiben doch die beiden anderen Säulen unseres aus medizinischer Sicht idealen Lebensstils aufrecht: eine gesunde, ausgewogene, maßvolle Ernährung und ausreichend Bewegung.

Keine Diät bei Untergewicht und Essstörungen!

Eine der zentralen Kontraindikationen für jede Diät und damit auch für ein intermittierendes Fasten ist eine Essstörung – auch wenn man sie überwunden hat. Wer unter einer Essstörung, also etwa einer Magersucht (Anorexia nervosa) oder einer Ess-Brech-Sucht (Bulimie) leidet oder auch nur einmal gelitten hat, sollte sich grundsätzlich nicht zu sehr mit Ernährung und Ernährungsgewohnheiten auseinandersetzen, weil dadurch das Thema im Alltag wieder nach vorn gespielt wird, und schon gar keine längeren Essenspausen einlegen. In beiden Fällen erhöht sich das Risiko eines Rückfalls signifikant.

Auch untergewichtigen Menschen kann ich vom Intervallfasten nur abraten, weil sie weiter an Substanz verlieren. Das gilt insbesondere für Menschen, die unter Kachexie leiden, also unter einer krankhaften, rasanten Abmagerung, die meist infolge anderer, schwerer Krankheiten auftritt. Krebskranke etwa verlieren in den meisten Fällen extrem an Gewicht, auch Autoimmunkrankheiten haben oft eine ähnliche Wirkung. Woran dies liegt, ist nicht im Detail geklärt, klar ist aber, dass ein intermittierendes Fasten den Gewichtsverlust nur noch zusätzlich befeuern würde. Und das ist lebensgefährlich, schrumpfen die Fettreserven doch schon aufgrund der Kachexie so weit, dass der Körper zur Deckung des Energiebedarfs mehr und mehr auf Muskelgewebe zurückgreift. Eine allgemeine Schwächung ist die Folge, und zwar gerade in einer Lebensphase, in der der Patient alle Kraft braucht, um sich ans Leben zu klammern.

Ein Blick auf den Blutzuckerspiegel

Intervallfasten senkt – das haben wir schon mehrfach gesehen – signifikant und nachhaltig den Blutzuckerspiegel. Wer also schon von vornherein einen niedrigen Blutzuckerspiegel hat, riskiert durch die ausgedehnten Essenspausen eine ernst zu nehmende Unterzuckerung. Dasselbe gilt für Menschen, die ihren Blutzuckerspiegel mit Medikamenten senken. Wirken Blutzuckersenker und Intervallfasten plötzlich zusammen, können sie den Blutzuckerspiegel gemeinsam stärker senken, als dies der Körper verträgt.

Stichwort

☞ **Hypoglykämie**

Eine Hypoglykämie ist das Gegenteil einer Hyperglykämie. Weil die Fachausdrücke kaum verständlich, vor allem aber schwer unterscheidbar sind, behelfen wir uns besser mit den umgangssprachlichen Bezeichnungen, die fast schon selbsterklärend sind. Eine Hypoglykämie ist eine Unterzuckerung, eine Hyperglykämie eine Überzuckerung. Im Falle des Intervallfastens ist nur die Hypoglykämie von Interesse, von der man spricht, wenn die Glukosekonzentration im Blut unter einen Mindestwert von 50 Milligramm pro Deziliter sinkt. Ist so wenig Glukose im Blut, funktionieren unsere Zellen nur noch eingeschränkt, weshalb man sich auch bald unwohl fühlen wird. Der zu niedrige Blutzuckerspiegel führt zuerst zu Schweißausbrüchen, hält er an, wird man desorientiert und verwirrt. Bei schwerer Unterzuckerung tritt ein sogenannter Zuckerschock ein, man fällt ins Koma und riskiert – sollte die Hypoglykämie nicht behandelt werden – den Tod. Um der Unterzuckerung entgegenzuwirken, verabreicht man den Patienten Glukose. In weniger schlimmen Fällen wird diese oral eingenommen, sonst gespritzt.

Daraus nun zu schließen, dass Menschen, die mit blutzuckersenkenden Medikamenten behandelt werden, prinzipiell nicht intermittierend fasten sollten, wäre allerdings falsch. Im Gegenteil: Weil das Intervallfasten und noch mehr ein Heilfasten Blutzucker- und Insulinspiegel dauerhaft senken, sind sie gerade für Menschen, die unter einem hohen Blutzuckerspiegel leiden (etwa Diabetiker) eine natürliche Ergänzung zu blutzuckersenkenden Medikamenten und können diese in leichteren Fällen sogar gänzlich ersetzen. Das zeigt nicht nur die Erfahrung vieler Ärzte, auch wissenschaftliche Studien belegen die positive Wirkung des Intervallfastens auf Blutzucker, Leberfett und Insulinresistenz von Diabetikern. Deshalb ist Intervallfasten für Menschen mit Blutzuckerproblemen heute eine anerkannte Ergänzung zur Therapie, allerdings kann ich von Selbstversuchen nur dringend abraten. Sprechen Sie mit Ihrem Arzt, entwickeln Sie mit ihm einen Therapieplan, der auch auf die heilende Wirkung des Fastens zurückgreift, sprechen Sie jeden Schritt genauestens mit ihm ab und behalten Sie Ihre Blutzuckerwerte stets im Auge. Nur so kann Ihnen das Fasten – auch das Intervallfasten – Hilfe zur Heilung werden. Und nicht zur tödlichen Falle.

Fasten bei Stress

Menschen, die unter enormem Stress stehen, rate ich prinzipiell auch vom Intervallfasten ab. Wie schon erläutert, kurbeln längere Essenspausen die Ausschüttung des Hormons Cortisol aus. Diese Reaktion wurzelt tief in unserem evolutionären Gedächtnis, weil Cortisol uns wacher, fitter und reaktionsschneller macht, was wiederum einem Jagderfolg zuträglich ist. Cortisol ist also ein Stresshormon, ein Hormon, das in Zeiten großer nervlicher Belastung ausgeschüttet wird. Ist man bereits familiär oder arbeitsbedingt stark belastet, enorm gestresst oder am Rande eines Burnouts, ist deshalb von Intervallfasten abzuraten. Schließlich ist in solchen Situationen das Cortisol-Level bereits extrem hoch, das Fasten würde den Stresszustand also nur noch unterstreichen, anstatt ihm entgegenzuwirken.

In aller Kürze

- Vor der Umstellung des eigenen Lebensstils auf ein Intervallfasten, auf eine gesunde Ernährung und mehr Bewegung sollte man Rücksprache mit seinem Arzt halten, um abzuklären, ob es Kontraindikationen gibt, also Gründe, warum Intervallfasten nicht geeignet sein sollte.
- Der Besuch beim Arzt ist vor allem jenen angeraten, die regelmäßig Medikamente einnehmen müssen, denn: Ändert sich das Körpergewicht, ändern sich in vielen Fällen auch der Medikamentenbedarf oder zumindest die Dosierung.
- Es gibt zudem Kategorien von Menschen, denen ich vom Intervallfasten nur abraten kann. Dazu gehören
    - Kinder und Jugendliche, weil sie im Wachstum ausreichend Energie brauchen;
    - Frauen, die schwanger werden wollen, weil eine Ernährungsumstellung den Hormonspiegel beeinflussen kann;
    - Schwangere, um keine Mangelversorgung des Fötus zu riskieren;
    - stillende Mütter, weil die Milchproduktion allein schon den Energie-Grundbedarf erheblich steigert;

- Menschen, die unter Essstörungen gelitten haben, weil die Gefahr eines Rückfalls steigt;
- Untergewichtige (vor allem im Gefolge schwerer Krankheiten), weil mit dem Intervallfasten ein Substanzverlust und damit eine Schwächung einherginge;
- Menschen mit einem (zu) niedrigen Blutzuckerspiegel, weil Essenspausen diesen noch weiter senken;
- chronisch Gestresste, weil im Reservemodus die Ausschüttung des Stresshormons Cortisol noch weiter steigt.

Gesund mit Dr. med. Christian Thuile

Bienen helfen heilen
Die Apitherapie – Wiederentdeckung einer Heilkunst

ISBN 978-88-6839-367-0

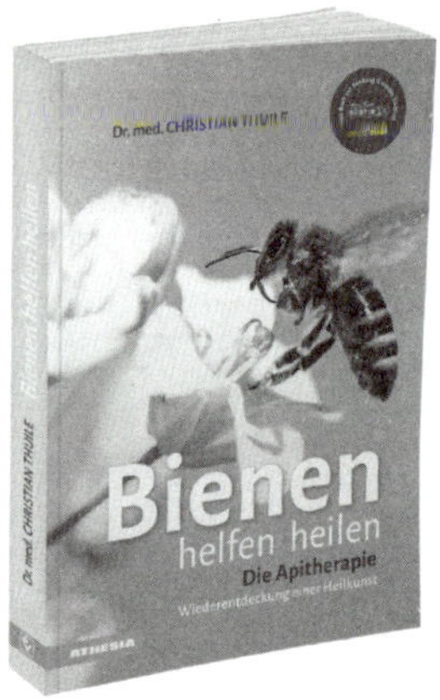

Hausmittel, die wirklich helfen
Heilen mit den Kräften der Natur

ISBN 978-88-8266-819-8

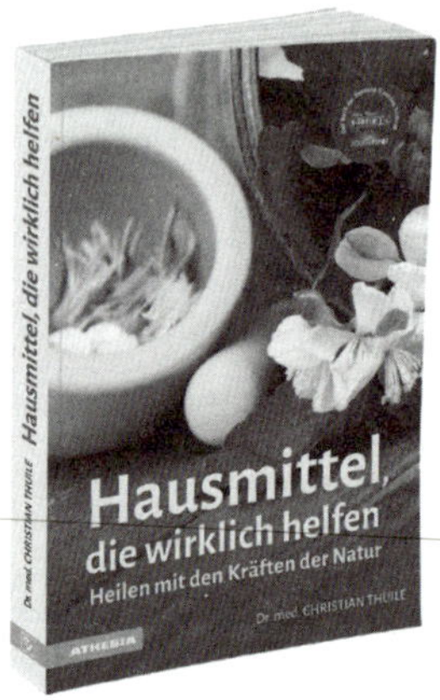

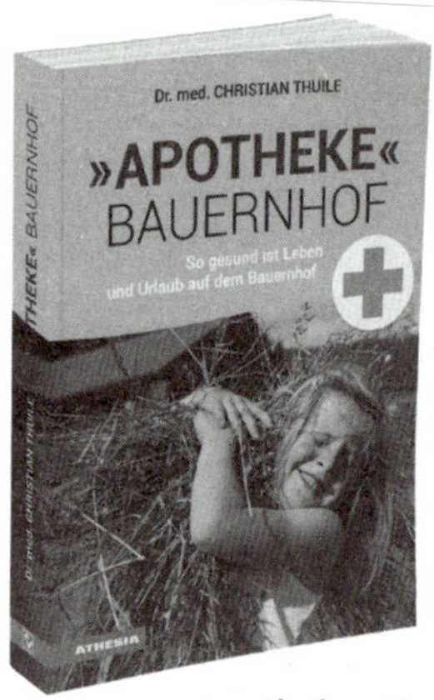

»Apotheke« Bauernhof
So gesund ist Leben und Urlaub auf dem Bauernhof

ISBN 978-88-6839-366-3

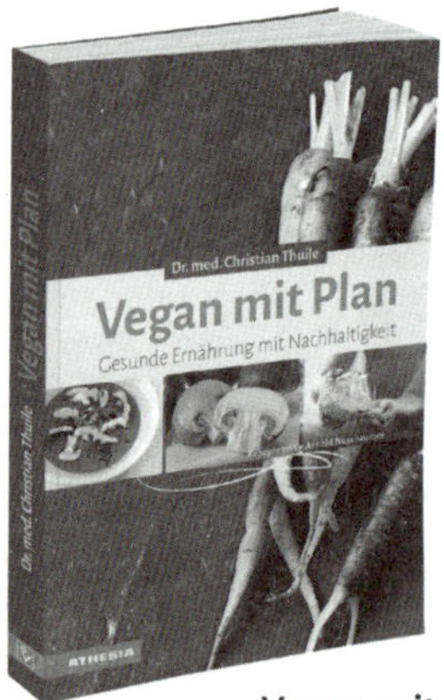

Vegan mit Plan
Gesunde Ernährung mit Nachhaltigkeit

ISBN 978-88-6839-167-6